I0073803

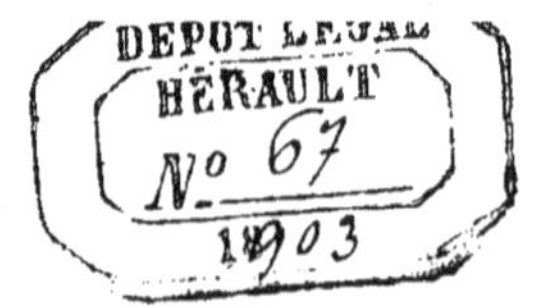

Docteur Ivan OGGNIANOFF

DES

MOUVEMENTS INVOLONTAIRES

AU REPOS

Chez les Tabétiques

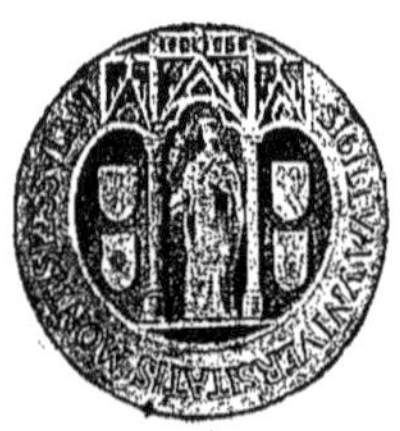

IMPRIMERIE CENTRALE DU MIDI (HAMELIN FRÈRES)
MONTPELLIER.

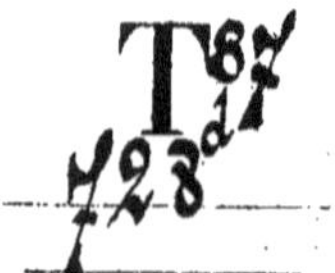

DES

MOUVEMENTS INVOLONTAIRES

AU REPOS

CHEZ LES TABÉTIQUES

DES

Mouvements Involontaires

AU REPOS

CHEZ LES TABÉTIQUES

PAR

Ivan OGGNIANOFF

DOCTEUR EN MÉDECINE

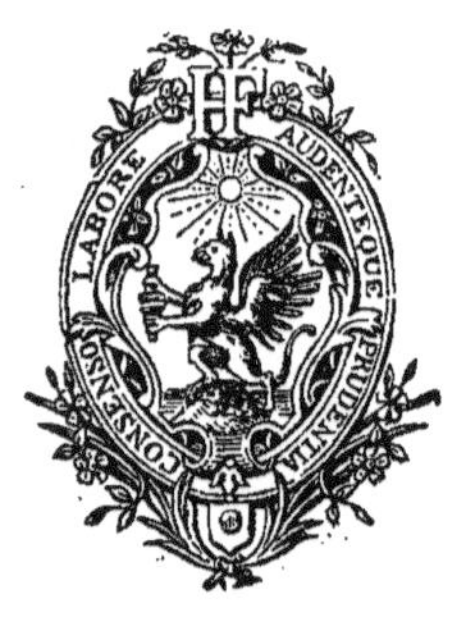

MONTPELLIER

IMPRIMERIE CENTRALE DU MIDI

(HAMELIN FRÈRES)

1902

A LA MÉMOIRE

DE MA VÉNÉRÉE MÈRE

A MON PÈRE

Hommage de profonde reconnaissance
et de remerciements affectueux.

A LA MÉMOIRE DE MON GRAND-PÈRE

IVAN F. GORAN

Reconnaissance éternelle.

A MA TANTE

ELISAVETA KARAMINKOFF

A MES FRÈRES

SAWA, BOGDAN ET ALEXANDRE

I. OGGNIANOFF.

A MON PRÉSIDENT DE THÈSE

M. LE PROFESSEUR GRASSET

Chevalier de la Légion d'honneur

A TOUS MES AMIS

I. OGGNIANOFF.

DES MOUVEMENTS INVOLONTAIRES AU REPOS CHEZ LES TABÉTIQUES

PRÉFACE

Avant d'entrer dans l'exposition du sujet qui nous occupe, nous croyons utile de définir bien exactement les limites de ce modeste travail. On ne trouvera pas ici exposée tout au long l'histoire de l'athétose, certains auteurs ayant désigné les mouvements involontaires au repos dans le tabes dorsalis sous le nom de mouvements athétosiques; le syndrome athétose a été magistralement traité et décrit par des personnes dont les noms font autorité en tout ce qui concerne les affections du système nerveux. *A fortiori*, éviterons-nous de parler du tabes dorsalis et de sa symptomatologie en général. Nous nous bornerons strictement et rigoureusement à traiter le sujet choisi en nous interdisant toute digression et toute discussion ne se rapportant pas étroitement à la question dont il s'agit.

Ajoutons que les observations de tabétiques présentant des mouvements involontaires au repos sont assez rares dans la littérature médicale, et qu'en publiant le cas que nous avons observé à l'Hôpital Général, dans le service de M. le professeur agrégé Vedel, nous espérons faire œuvre utile et contribuer dans la mesure du possible à l'éclaircissement d'une question qui doit intéresser les neuropathologistes.

Nous sommes très heureux de saisir cette occasion pour exprimer notre reconnaissance à M. le professeur agrégé Vires, inspirateur de ce travail.

M. le professeur Grasset a bien voulu accepter la présidence de cette thèse ; c'est pour nous un agréable devoir de le remercier ici de la bienveillance qu'il nous a témoignée.

Que notre maître, M. le professeur agrégé Rauzier, veuille bien accepter toute notre reconnaissance. Nous n'oublierons jamais ses excellentes leçons où nous avons puisé les principes de la bonne médecine. Nous nous souviendrons avec plaisir des mois de stage, trops courts, hélas ! que nous avons passés dans le service de notre maître, de son enseignement méthodique et en même temps entraînant, de ces mercredis et samedis qui nous ont procuré tant de moments de satisfaction. Ce sont là les meilleurs souvenirs que nous emportons de notre séjour à la Faculté de Montpellier, et, en quittant cette Faculté, nous tenons à dire combien nous apprécions la bonté avec laquelle ce maître nous a prodigué ses conseils, les procédés dont il a usé envers nous, ses élèves. Nous tenons à lui témoigner ici non seulement notre respect et notre gratitude, mais aussi les sentiments de sympathie que sa personne nous inspire.

Nous prions notre maître, M. le professeur agrégé Vedel, de vouloir bien recevoir nos sincères remerciements : son précieux concours nous a grandement aidé dans l'accomplissement du travail que nous avons entrepris.

Nous prions aussi M. le professeur agrégé Imbert de bien accepter toute notre reconnaissance pour l'examen électrique qu'il nous a fait et que nous rapportons dans l'observation de notre malade.

Nous remercions notre ami, M. le docteur Chavernac, pour l'obligeance qu'il a eu de nous faire l'examen ophtalmologique de notre malade.

Mais, avant de commencer cette étude, qu'il nous soit permis d'exprimer toute notre reconnaissance à nos maîtres, qui nous ont honoré de leur bienveillante attention et nous ont mis à même de profiter de leurs leçons et des sages conseils de leur expérience.

INTRODUCTION

Certains tabétiques peuvent présenter au repos des mouvements spontanés, involontaires, qui offrent tantôt le type choréiforme, tantôt l'aspect athétosique. Ces mouvements sont superposés aux mouvements ataxiques dont le trait principal est de se produire uniquement dans les actes volontaires.

Les mouvements d'ataxie, d'incoordination motrice proviennent de ce que le malade ne sait pas proportionner ses mouvements à sa volonté ; toujours il lui arrive que ces mouvements dépassent ou n'atteignent pas le but qu'il s'est proposé. En tout cas, cette sorte de mouvements survient à la suite ou à l'occasion d'un effort prémédité, d'une tentative d'action quelconque ; ces mouvements sont bien connus et ont été étudiés depuis longtemps, et Duchenne lui-même les a placés parmi les symptômes les plus caractéristiques du *tabes dorsalis*.

L'ataxique peut faire, à volonté, disparaître son incoordination motrice : il lui suffit de s'arrêter (Lannois, thèse d'agrégation). Cela est si vrai, que c'est même sur cette propriété des mouvements ataxiques qu'est basée la méthode thérapeutique de Fraenkel connue sous le nom de rééducation des muscles.

Les mouvements spontanés qui font l'objet de notre thèse ne sont pas modifiés par les efforts de la volonté du malade, à telle enseigne qu'ils peuvent même survenir pendant le sommeil.

Bref, en dehors des mouvements volontaires, il existe dans le tabes des mouvements involontaires, choréiformes, athétosiques ou plutôt athétoïdes, car entre l'athétose vraie, l'athétose double ou l'hémiathétose et entre ces mouvements involontaires des tabétiques, il existe une différence notable, et, au cours de notre travail, nous aurons l'occasion de parler de ces différences avec tous les détails qu'elles comportent.

Mais la question des mouvements involontaires n'a pas été embrouillée seulement quant à l'interprétation de ce phénomène pathologique, comme nous allons le voir au chapitre consacré à la physiologie pathologique ; on a aussi confondu dans la même catégorie les mouvements associés « mitbevegungen » des Allemands, les mouvements passifs, les secousses brusques des jambes ou du tronc, qui se produisent principalement pendant le sommeil.

Tous ces mouvements, tout en étant involontaires, doivent être séparés des mouvements involontaires qui font l'objet de notre thèse. Ce qui caractérise ces derniers, c'est qu'ils se produisent *au repos*. C'est là leur signe distinctif des mouvements associés et des mouvements passifs, qui n'ont lieu qu'à l'occasion *d'un mouvement volontaire ou d'un effort du malade.*

Nous croyons qu'il ne sera pas superflu de dire quelques mots, à propos des mouvements associés, des mouvements passifs et des secousses brusques des jambes ou du tronc.

Les *secousses du tronc ou des extrémités*, qui se produisent presque exclusivement pendant le sommeil, ne sont pas toujours provoquées par le passage d'une douleur fulgurante, comme on le croyait. Leur nature, ainsi que leur cause, comme, du reste, la cause des secousses fibrillaires dans le tabes dorsalis nous échappent complètement. Faute de mieux, on désigne ces phénomènes comme étant d'origine réflexe.

Sous le nom de *mouvements passifs*, nous désignons les mouvements des jambes, principalement des cuisses, qui ont lieu quand l'ataxique couché essaie de s'asseoir dans son lit sans s'aider de ses mains, ou parfois aussi quand le malade tousse. La cause de ce mouvement des jambes est que l'ataxique ne fixe pas ses jambes, comme le fait, dans cette circonstance, l'homme bien portant, de sorte que les jambes sont entraînées par le poids plus considérable du corps, qui est tiré en avant par le muscle l'iléo-psoas, dont le point fixe pour ce mouvement se trouve au fémur. Pendant la toux, un phénomène analogue se produit. L'ataxique oublie de fixer ses jambes qui sont secouées par la contraction de l'iléo-psoas, qui entre en jeu pendant l'effort expiratoire de la toux.

Sous le nom de mouvements associés, on comprend les mouvements qui se produisent involontairement quand on exécute un mouvement quelconque et qui ne sont d'aucune utilité au but que le mouvement intentionnel cherche à atteindre, par exemple : contractions des muscles péronés quand on fléchit le genou, flexion du pied droit quand on soulève la jambe gauche.

Ces derniers mouvements constituent un symptôme curieux, intéressant, que Strümpell a étudié d'une manière générale dans les diverses affections nerveuses. Oppenheim l'a décrit plus spécialement dans le tabes en 1884. Stintzing et Bolko Stern en ont publié, en 1886, de nouvelles observations.

Selon Hirschberg, c'est à tort que Bolko Stern et beaucoup d'autres rangent les mouvements associés dans la même catégorie que les mouvements involontaires spontanés des tabétiques. Nous avons dit plus haut que les mouvements associés ne se produisent qu'à l'occasion d'un mouvement intentionnel, pendant que les mouvements involontaires, spontanés, n'ont lieu qu'au repos. Puis les mouvements associés ne se rencontrent pas seulement dans le tabes dorsalis (Strümpell, *Neur. Centralb.*, 1887). On les trouve dans toutes les circonstances dans lesquelles les malades sont forcés de faire un effort pour exécuter un mouvement intentionnel ; peu importe alors qu'il s'agisse de parésie, d'ataxie ou d'un état spastique.

« Même dans le tabes dorsalis, nous avons souvent rencontré des mouvements associés dans les organes qui n'étaient nullement atteints d'ataxie. Ainsi un de nos ataxiques qui n'avait trace d'incoordination motrice aux extrémités supérieures, faisait involontairement des mouvements associés avec les doigts, chaque fois qu'il exécutait avec les jambes des mouvements difficiles, qui demandaient de sa part une grande tension d'esprit et un grand effort de volonté. » (Hirschberg.)

Notre travail se bornera à l'étude clinique des mouvements involontaires, spontanés chez les tabétiques. Dans un premier chapitre nous étudierons les signes cliniques ; dans un second chapitre nous exposerons les différentes opinions émises au sujet des mouvements qui nous occupent, et dans un dernier chapitre nous traiterons la pathogénie.

HISTORIQUE

Si on consulte l'historique et la bibliographie de cette question, on trouve que ces mouvements involontaires et spontanés avaient été simplement notés par Cruvelhier, Trousseau, Hutin, et décrits par Leyden (1). Ce dernier parle « d'un symptôme remarquable que l'on rencontre le plus souvent seulement dans les degrés les plus avancés de la maladie ; c'est l'apparition de contractions musculaires subites et involontaires. On trouve quelques mouvements analogues dans les stades moins avancés, surtout pendant le sommeil, et les malades ont quelquefois avec les doigts des mouvements de torsion involontaires. »

On trouve même, dans quelques traités systématiques sur l'ataxie locomotrice, la description de ces mouvements involontaires au repos, entre autres dans la *Klinik der Rüchenmarkskranheiten* de Leyden, dans une monographie publiée par Kojevnikov (2).

Mais c'est le travail de Rosenbach (3) qui les fit mieux con-

(1) Leyden, *Zur grauen Degeneration der hintern Ruckenmarks Stranger* (*Virchow's Archiv*, t. XL, 1867).

(2) *Sur la maladie décrite par Duchenne sous le nom d'ataxie locomotrice progressive* (Moscou, 1865, p. 169).

(3) Rosenbach, *Ist man berichtig den « Athetose » genannten Symptomencomplex durch einen besonderen Namen auszuzeichnen* (*Virchow's Archiv f. path. Anat. und Physiol. und f. klin. Med.*, 1876, t. LXVIII, p. 85).

naître et donna droit de cité. Dans ce travail, il rapporte l'observation d'une femme ataxique qui présentait tout d'abord des flexions convulsives des jambes au moment des crises douloureuses ; un peu plus tard, le tableau devient complet, il s'y ajoute des contractions involontaires des orteils.

Ces mouvements involontaires au repos chez des tabétiques étaient considérés par Rosenbach comme un exemple d'athétose. C'est donc par l'athétose que commence l'historique de ce symptôme spécial du tabes.

L'athétose, déclare Rosenbach, n'est pas une maladie proprement dite, mais bien un phénomène qu'on trouve au cours de diverses maladies du système nerveux (dans l'ataxie locomotrice, par exemple). Le syndrome d'Hammond (1) n'est pas une entité morbide correspondant à un type anatomique, il accompagne les affections les plus diverses, et n'est qu'un symptôme rare, un mouvement de nature spastique, si bien qu'il conviendrait peut-être d'abandonner entièrement ce nom d'athétose et de le remplacer par un terme comme celui de « spielende Finger » ou « spielende Falangen » (jeu des doigts ou jeu des phalanges).

L'intérêt du mémoire que nous venons de citer réside pour nous dans la description qu'il renferme d'une forme particulière d'athétose double, nous voulons parler de l'athétose bilatérale d'origine médullaire.

L'observation de Rosenbach a le mérite, en tout cas, d'être très nette, et d'établir d'une façon concluante la possibilité de l'athétose double au cours de l'ataxie. Elle démontre d'autre part à elle seule que l'athétose n'est qu'un symptôme.

(1) Hammond, *A Treatise of diseases of the nervous system* (New-York, 1871).

Berger (1) apporte l'appui de son opinion aux idées de Rosenbach. Il affirme avoir observé un cas très net de mouvements athétosiques dans le tabes. Voici comment il s'exprime : « Pour mon compte, dans un cas de tabes dorsalis que j'ai observé, plusieurs années après l'apparition des symptômes spinaux, s'étaient installés des mouvements involontaires continuels des pieds et des orteils, qui n'avaient rien de commun avec les secousses musculaires signalées par les auteurs au cours de l'ataxie et qui portaient de la façon la plus caractéristique l'empreinte de l'athétose. Il est donc établi que les mouvements athétosiques peuvent succéder à des troubles spinaux.

Par contre, Oulmont, dans sa thèse inaugurale, nie l'existence des mouvements athétosiques dans le tabes dorsalis et pense que Rosenbach confond l'athétose avec une variété de tremblement spéciale à l'ataxie locomotrice.

Eulenburg (2) admet avec Rosenbach la possibilité de l'athétose double dans l'ataxie. Goldstein (3) n'est pas partisan de l'athétose d'origine médullaire.

En 1886, paraît une nouvelle observation dans le mémoire de Stern (4); il considère ces mouvements asthétosiques comme un trouble de l'incoordination motrice par excellence.

En même temps, Oppenheim (5), Stintzing (6) et Strümpell (7) étudient surtout ces mouvements involontaires spon-

(1) *Real. Encyclop. der gesam. Heilk.*, 1880, *et Real. Encycl. de Eulenburg*, 1885, t. II, p. 133.

(2) Ziemmen's Handb., t. XIII, 1877.

(3) Goldstein, *Ueber Athetose*, Berlin 1878.

(4) Stern, *Arch. f. Psych., in Nervenkr*, t. XVII, 1886, p. 514.

(5) Oppenheim, *Sitz. d. Charité Gesellsch.*, 20 mars 1884.

(6) Stintzing, *Centralbl. f. Nervenkr.*, 1886, IX, 3.

(7) Strümpell, *Neurol. Centralbl.*, 1887, VI, 1.

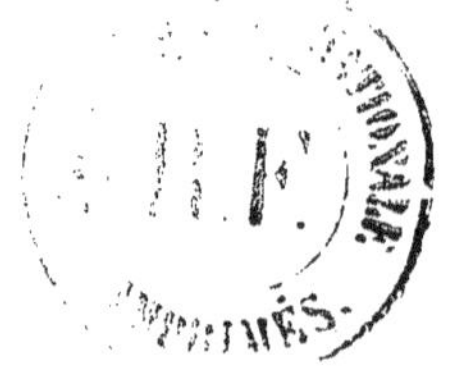

tanés dans leurs rapports avec d'autres mouvements volontaires (mouvements associés ou passifs). Audry (1) dans un travail publié dans la *Revue de médecine*, affirme l'existence des mouvements athétosiques dans le tabes, et à l'appui de cette thèse il rapporte une observation personnelle dans ce travail et une seconde dans sa monographie « Athétose double et les chorées chroniques de l'enfance » ; il conclut que ces troubles moteurs s'accompagnent de contractures, le plus souvent très intenses, et dépendent très probablement d'une lésion accessoire des cordons latéraux, localisée dans le faisceau moteur. Massalongo soutient la même opinion.

Grasset, dans l'article « Athétose » publié en 1877 dans le *Montpellier Médical*, émet les conclusions suivantes : « Ce qui paraît certain, c'est que l'athétose n'est pas une maladie ; ce n'est qu'un symptôme. Il n'y a dans les différents cas ni identité de marche, ni identité de causes, c'est-à-dire rien qui désigne une maladie nouvelle ; ce n'est qu'un groupe de symptômes, un syndrôme.

» D'après tout cela, on voit que l'athétose est un symptôme qui peut se présenter dans une série de cas.

» C'est une variété de la chorée, et par suite on peut la rencontrer dans toutes les circonstances dans lesquelles on observe des mouvements choréiformes. »

Laquer (2) publie en 1890 deux observations se rapportant au sujet qui nous occupe (Congrès de Baden-Baden).

Un médecin italien, le docteur Porta, rapporte dans le *Bulletino della Poliambulanza di Milano*, de 1892, deux obser-

(1) Audry, *Des mouvements choréiformes et de l'athétose chez les ataxiques* (*Revue de médecine*, 1887). — *Athétose double et les chorées chroniques de l'enfance* (Paris 1892, p. 227).

(2) Laquer, *Neurologisches Centralblatt*, 15 juin 1890.

vations très instructives de tabes dorsalis compliqué de mouvements athétosiques siégeant à la main droite.

En 1889, Wiszwianski (1) admet l'existence de ce symptôme du tabes et le décrit.

Michaïlowski (2) insiste sur les caractères distinctifs existant entre les mouvements athétoïdes et les troubles moteurs de l'athétose double et de l'hémiathétose.

Grasset (3) rapporte deux cas, dont l'un lui est commun avec Sacaze, de mouvements involontaires au repos chez les tabétiques : il englobe tous ces phénomènes sous le titre de chorées tabétiques qu'il attribue, en 1892, à une ataxie du tonus. Antérieurement, il rattachait ces mouvements athétosiques des ataxiques au tabes combiné.

P. Marie rapporte les mouvements à un trouble du sens musculaire, « les sollicitations motrices parties de la substance grise n'étant plus réfrénées comme il conviendrait. » Après en avoir observé un cas très net, en 1885, il a rencontré encore deux ou trois fois ce phénomène jusqu'en 1892 ; mais, depuis cette époque, il n'a plus retrouvé ces troubles moteurs chez les nombreux ataxiques qu'il a examinés.

Nous trouvons encore dans le *Journal of nervous and mental diseases* de 1895, une observation d'un médecin américain, le docteur Collins, observation qui montre la possibilité de la coexistance du tabes et des mouvements athétosiques. Il faut ajouter que, dans le cas du docteur Collins, l'athétose est survenue après une hémiplégie.

(1) Wiszwianski, Thèse de Wurzburg, 1889.

(2) Michaïlowski, *Etude clinique sur l'athétose double*, Thèse de doctorat, Paris, 1892.

(3) Grasset, *Des mouvements involontaires au repos chez les tabétiques. Ataxie du tonus* (Leçons de clinique médicale, 5 décembre 1892). — *Tabes combiné* (*Archives de neurologie*, 1886).

Le professeur Raymond fait allusion à deux faits personnels et croit que les mouvements athétosiques n'auraient aucune relation avec le tabes et n'en dépendraient nullement; les lésions du tabes coexisteraient avec les altérations qui ont pour expression clinique les mouvements athétosiques.

Hirschberg pose les conclusions suivantes : « Ces mouvements involontaires ne forment pas une complication du tabes, ils ne sont qu'une manifestation particulière de l'incoordination motrice. Ils ne se rencontrent jamais sans troubles plus ou moins profonds de la sensibilité musculo-articulaire des organes atteints de ces mouvements. Comme le signe de Romberg dans les cas peu avancés d'ataxie, les mouvements involontaires ne se montrent que quand le malade a les yeux fermés. Dans l'ataxie avancée, le contrôle de la vue ne suffit plus pour arrêter les mouvements involontaires. Les mouvements involontaires dans le cours du tabes sont beaucoup plus fréquents qu'on ne le croyait jusqu'à présent.

Raskine (1) rapporte deux cas inédits et pense que, parmi les causes provoquant et déterminant les mouvements athétosiques chez les tabétiques, la perte du sens stéréognostique pourrait jouer un certain rôle.

Pour terminer, nous citerons deux observations de M. Grasset, publiées dans son livre sur « Les maladies de l'orientation et de l'équilibre, une observation de Curcio (2) et le travail d'Arnspurger (3).

(1) Raskine, *Sur les mouvements athétosiques dans le tabes dorsalis* (Thèse de doctorat, Paris, 1900, n° 70).

(2) Curcio, *Tabes avec athétose double (Ann. de méd. nav.* , Roma 1898, IV, 274-289).

(3) Arnspurger, *Ueber Athetose als complication von Tabes dorsalis, Festchr. Wilchem. Erb z. Wollend seines 60 Lebensjahres gewidmet* (Leipzig, 1900, 389-398).

Nous éliminerons dans ce modeste travail les cas de mouvements athétosiques qui ont été observés dans le pseudotabes (Rossolimo), la névrite périphérique (Lowenfeld, Krafft-Ebing, Norris, Wolferden, Korsakoff), la paralysie spinale infantile (Massalongo), la maladie de Friedreich (Chauffard), l'ataxie héréditaire (Œttinger), la syringomyélie (Marinesco).

CARACTÈRES CLINIQUES DES MOUVEMENTS INVOLONTAIRES SPONTANÉS DANS LE TABES

Nous désignons ces mouvements, des mouvements athétoïdes, ou bien athétosiformes ou choréiformes, ces derniers qualificatifs exprimant mieux les caractères pour ainsi dire atténués de ces troubles moteurs observés dans le tabes. Ces mouvements athétoïdes de l'ataxie sont, en effet, moins violents, plus affaiblis, moins persistants, plus localisés aux extrémités que les mouvements de l'hémi-athétose ou de l'athétose double, quoiqu'il ne soit pas possible de nier qu'ils ont de grandes analogies permettant de les y rattacher. Séméiologiquement ils sont de la même famille.

M. Grasset dit : « Pour ma part, je considère ce syndrome comme une variété de la grande classe des chorées, ce mot étant pris dans son sens le plus large, le plus général. Il peut se montrer après une attaque d'hémiplégie, et faire partie également du tableau clinique d'une névrose, ou d'une maladie organique du système nerveux, telles que l'ataxie locomotrice ou la sclérose en plaques.

Ces mouvements involontaires, au cours du tabes, sont lents, irréguliers, continus, étendus. Ils ont surtout pour siège les doigts qui exécutent des mouvements incessants, involontaires, reptatoires, exagérés, de flexion, d'extension, d'abduction, d'adduction forcées. Ils sont comparables aux mouvements des longs tentacules du poulpe et ils rappellent un peu, d'après Gairdner, le péristaltisme des muscles de la vie organique. On les observe aussi au niveau des orteils, des mains, du poignet; plus rarement ils atteignent les jambes, ils sont tantôt unilatéraux, tantôt bilatéraux ; exceptionnellement ils existent sur les quatre membres, et dans le tabes du trijumeau, improprement appelé tabes cérébral, on peut les observer dans les muscles dont le trijumeau commande la sensibilité : muscles de la face, de la mastication et de la langue.

Ces mouvements athétoïdes ou choréiformes débutent accidentellement et ne se manifestent avec une certaine intensité qu'à la période confirmée de l'ataxie. Ils ne se produisent ordinairement que dans les régions présentant une perte plus ou moins complète de la notion de position dans l'espace, de la sensibilité musculo-articulaire, du sens stéréognostique, ou frappées d'incoordination motrice.

Parfois ils sont accompagnés de raideurs, de contractions musculaires défectueuses. Les troubles sensitifs tels que anesthésie, retard de la perception, irradiations névralgiques le long des troncs nerveux ne sont pas rares.

Hirschberg dit : « Ces mouvements involontaires spontanés ne sautent pas toujours aux yeux. Pour les constater, on est souvent obligé de les rechercher.

» On considère journellement les mouvements involontaires comme rares dans le cours du tabes dorsalis. En effet, il est rare qu'ils soient d'une intensité telle, qu'ils frappent du premier abord ; il est également relativement rare que le malade soit au courant de ces mouvements involontaires et surtout qu'il s'en préoccupe. Cependant, nous nous sommes convaincu que si on se donne la peine de les rechercher et de les provoquer, on est frappé de la fréquence des mouvements involontaires dans les mains ataxiques. Nous dirons même plus : nous avons rarement rencontré un tabétique atteint d'ataxie des mains qui n'eût pas présenté d'instabilité des doigts.

» Pour examiner les mouvements involontaires chez un tabétique, il suffit de lui dire de tenir la main en l'air sans la raidir. Au bout de quelques secondes, on remarque que ses doigts bougent. »

L'intensité et l'amplitude de ces mouvements athétoïdes augmentent pendant les actes volontaires et l'occlusion des yeux, ou à l'occasion d'efforts, d'émotion d'impatience et diminuent au contraire sous l'influence de la volonté, de la distraction, de l'appui sur un plan résistant, du contrôle de la vue. C'est par là que les mouvements spontanés des tabétiques se distinguent du tremblement, de l'athétose et de la chorée. La méthode de Fraenkel s'applique avec succès au traitement des mouvements involontaires, comme à l'incoordination motrice en général. Le sommeil calme ou suspend ces mouvements athétoïdes qui existent même au repos.

OPINIONS ÉMISES AU SUJET DES MOUVEMENTS INVOLONTAIRES AU REPOS CHEZ LES TABÉTIQUES

On a cherché à expliquer les mouvements involontaires au repos des tabétiques, à dépister leur origine et la cause de leur apparition. L'extrême variété des opinions émises à ce sujet prouve qu'en réalité on n'a pas encore trouvé à ce problème une réponse satisfaisante.

Faute d'autopsie, on doit se contenter d'hypothèses plus ou moins vraisemblables, plus ou moins ingénieuses. D'ailleurs, le nombre d'observations de tabétiques présentant des mouvements involontaires au repos n'est pas suffisant pour qu'on puisse avoir une base solide à une opinion bien arrêtée. Il faut croire que plusieurs cas de ce genre ont échappé à l'observation et que, du moment que l'attention des chercheurs est attirée sur ce sujet, les cas observés et étudiés se multiplieront et fourniront le matériel nécessaire à l'édification d'une théorie fondée sur un terrain vraiment scientifique. En attendant, il nous semble utile de réunir ici les hypothèses faites par les personnes les plus autorisées et les plus expérimentées en la matière.

Rosenbach, qui avait rapporté la première observation exacte de ces mouvements, pense que le complexus symptomatique désigné sous le nom d'athétose n'est point une entité morbide autonome, mais un phénomène accompagnant nombre de processus pathologiques. Son principal symptôme est une forme de trouble moteur caractérisé par sa localisation. Les troubles moteurs des doigts et des orteils observés dans certains cas de dégénérescence grise des cordons postérieurs et désignés sous le nom d'athétose appartiennent, en réalité, aux altérations de la sphère motrice. Il faut chercher à tous ces troubles moteurs une origine commune. Tous ces cas, y compris les cas rares de tabes dorsalis, ont ceci de commun qu'ils présentent, en même temps que les troubles moteurs, des troubles sensitifs. Dans tous ces cas on observe, à un degré plus ou moins considérable, des douleurs violentes aux extrémités malades ou bien une diminution du sens tactile. Soit que ces accidents survenant dans le domaine de la sensibilité dépendent des altérations des nerfs périphériques, soit, ce qui est plus vraisemblable, qu'ils dépendent des altérations de l'appareil central, on peut très bien admettre que les phénomènes moteurs ne sont autre chose qu'un réflexe se rattachant aux troubles sensitifs. On peut admettre, en outre, que l'excitabilité de l'organe central, accrue par un processus morbide quelconque, provoque à la fois des phénomènes moteurs centrifuges et des phénomènes sensitifs centripètes. Ainsi, pour Rosenbach, les troubles moteurs involontaires des tabétiques correspondraient à des troubles sensitifs par rapport auxquels ils joueraient le rôle d'un mouvement réfléchi.

Pour le professeur Raymond, les mouvements involontaires au repos ne seraient en aucune relation avec le tabes et n'en dépendraient nullement : le tabes et l'athétose coexisteraient simplement, les lésions du tabes coexisteraient avec les lésions qui sont censées avoir pour expression clinique les mouvements athétosiques.

Michaïlowski, dans son excellente thèse inspirée par Charcot, fait une distinction entre l'athétose double, entité morbide, indépendante de toute autre affection, et les mouvements athétosiques pouvant apparaître à titre de complication au cours de différentes affections cérébrales, médullaires et nerveuses périphériques.

En ce qui concerne spécialement les mouvements involontaires au repos, observés dans le tabes dorsalis, Michaïlowski trouve qu'il existe une différence radicale entre ces mouvements et l'athétose double. «Les caractères des mouvements involontaires des ataxiques ne sont ordinairement qu'une image atténuée de ceux des mouvements athétosiques, moins violents, très affaiblis et quelquefois presque imperceptibles; ils se limitent beaucoup plus ordinairement aux extrémités, contrairement à ce qu'on observe dans l'athétose double, et ne s'accompagnent pas de troubles intellectuels, ni de trouble de la parole. » Enfin, voici les deux caractères distinctifs des mouvements athétosiques des tabétiques : 1° ces mouvements sont toujours observés à titre de complication d'une ataxie locomotrice confirmée; 2° ces mouvements sont, pour la plupart, fugaces, disparaissent au bout de quelques semaines, ou quelques mois; ils peuvent être unilatéraux aussi bien que bilatéraux et leur début est toujours accidentel.

Partant de tout ce qui précède, Michaïlowski propose d'appeler les mouvements involontaires des tabétiques mouvements athétoïdes, afin d'éviter la confusion avec les mouvements vraiment athétosiques.

Rossolino attribue à ces mouvements une origine réflexe. Il propose de désigner ce trouble moteur sous le nom d'*amyotaxie.*

Leyden est aussi partisan de la théorie réflexe; pour lui, ces mouvements doivent être considérés comme étant d'ordre réflexe « sous la dépendance des sensations excentriques anormales ».

Jaccoud s'exprime ainsi dans sa *Pathologie interne :*

A un degré plus élevé (d'ataxie), il y a des mouvements spinaux sans excitation volontaire préalable; ces mouvements varient de forme, ce sont des contractions partielles, des spasmes, un tremblement incoercible, ou bien de véritables secousses convulsives qui peuvent occuper les quatre membres; cette dernière variété est la plus rare de toutes. Ces mouvements ont l'apparence de la spontanéité, mais ils ne sont point spontanés, ce sont des mouvements réflexes, provoqués par le contact des membres inférieurs entre eux et les objets extérieurs. Du reste, ces phénomènes spasmodiques dénotent plutôt la participation des cordons latéraux. Par conséquent, pour Jaccoud, ces mouvements ne se produisent pas spontanément, ils se produisent à la suite du contact des membres inférieurs avec les objets extérieurs. Ce qui revient à dire que, dans ces cas, la sensibilité tactile est atteinte, il y a exagération de cette sensibilité qui a pour conséquence clinique des mouvements spasmodiques et pour substratum anatomique une lésion des cordons latéraux.

Pierre Marie, dans l'article « Tabes », in *Traité de méd.* dit : « Il est possible que ces mouvements soient simplement une conséquence des troubles du sens musculaire, les sollicitations motrices parties de la substance grise n'étant plus réfrénées comme il conviendrait.

Hirschberg pense que les mouvements involontaires des tabétiques sont très fréquents ; mais, comme ces mouvements se produisent toujours à l'insu du malade, il ne s'en aperçoit pas. En examinant attentivement des ataxiques, on peut constater qu'il y a très peu de tabétiques à la période d'ataxie qui ne présentent pas ces mouvements involontaires au repos. Pour Hirschberg, ces derniers s'accompagnent toujours de la perte de la notion de la position dans l'espace et de troubles de la sensibilité musculo-articulaires. Ces mouvements ne doivent pas être classés dans le groupe des complications du tabes dorsalis ; ils ne sont qu'une « manifestation particulière » de l'incoordination motrice.

Audry admet deux théories pour expliquer les mouvements involontaires au repos des ataxiques : d'abord, la théorie de réflexe appuyée sur cette considération que, presque toujours, à côté de ces mouvements, on trouve des troubles sensitifs, et, ensuite, la théorie expliquant la production des mouvements involontaires par une lésion accessoire des cordons latéraux et spécialement du faisceau moteur.

Cette dernière théorie est corroborée par ce fait que les mouvements involontaires au repos sont fréquemment accompagnés de crampes, de contractures.

Observation I (1)

(PERSONNELLE)

(Service de M. le professeur agrégé VEDEL. Clinique annexe des maladies des vieillards (Hôpital Général), salle Sainte-Marie, n° 21)

G... (Marie-Louise), âgée de quarante-neuf ans.

Antécédents héréditaires. — Mère morte du choléra à trente-six ans, jusqu'alors jouissant d'une santé parfaite. Père très violent, très nerveux, d'un caractère très jaloux, à un degré tel qu'il a renié un de ses enfants, supposant qu'il n'est pas de lui (?). Deux frères morts en bas âge, on ne sait pas de quoi. Actuellement une sœur très bien portante. Grand-père maternel hémorroïdaire, mort à cinquante trois ans. Grand'mère maternelle a eu une attaque d'apoplexie cinq ans avant sa mort, qui a eu lieu à quatre-vingt-huit ans. Une tante paternelle morte vésanique.

Antécédents personnels. — Fluxion de poitrine à l'âge de sept ans. Impossibilité d'affirmer une syphilis antérieure, mais émotivité, très grande, surtout pendant sa jeunesse.

Interrogatoire. — La malade nous raconte qu'à l'âge de quinze ans, par conséquent vers l'âge de la puberté, elle a commencé à éprouver spontanément et subitement, dans la région abdominale, du côté gauche, des élancements sous forme de piqûres, qui ont duré trois jours sous forme continue. Dès le troisième jour, elle est prise pour la première fois de vomissements abondants de matières visqueuses, de couleur verte, avec sensation d'amertume. Ces vomissements ont duré environ une heure et, chose sur laquelle elle insiste, les douleurs accusées dans le côté gauche disparurent pendant que s'effectuaient les vomissements. Elle a ensuite, durant un mois, une période calme pendant laquelle elle n'éprouve rien autre que des bouffées de chaleur, surtout nocturnes, suivies de quintes de toux à la suite desquelles elle

(1) Cette observation a été utilisée par M. le docteur Cauvy, dans sa thèse sur les arthropathies tabétiques, Montpellier 1899, inspirée par M. le professeur agrégé Vires.

émet toujours une salive abondante et spumeuse. Les mois d'après, à peu près à la même époque, les mêmes phénomènes se reproduisent, et ainsi de suite jusqu'à l'âge de vingt-deux ans. Une fois seulement il y a eu du sang dans les matières vomies. En dehors de ces accidents, la malade n'accuse rien autre. Elle prétend avoir joui d'une bonne santé, sauf les pertes blanches qu'elle a depuis l'âge de quinze ans jusqu'à vingt-deux ans.

Chose à noter, elle n'a jamais été réglée. De bonne heure, vers l'âge de cinq à six ans, nous dit-elle (et c'est par une sorte de diplomatie que nous obtenons cet aveu), elle se livre à un onanisme manifeste. Ces habitudes deviennent de plus en plus fréquentes, au fur et à mesure qu'elle se rapproche de la puberté. Elles persistent même malgré des relations de coït. Elle n'a jamais eu de sensations voluptueuses pendant les rapports conjugaux, bien qu'elle aimât beaucoup son conjoint.

A l'âge de vingt-deux ans, les crises, caractérisés par la douleur dans le côté gauche et dont les vomissements bilieux terminaient le paroxysme, disparaissent et, à partir de cette époque, la malade jouit d'une bonne santé jusqu'à l'âge de trente-sept ans.

A cette époque, la malade, un jour ayant été contrariée, elle éprouve dans la gorge une sensation d'étouffement suivie d'expulsion alimentaire et d'une émission involontaire d'urine.

Durant deux ans, tous les jours et à chaque repas, ces mêmes phénomènes se reproduisent au point qu'un amaigrissement progressif survient rapidement. Quatre fois ces crises se sont terminées par un état demi-syncopal avec perte de connaissance, pendant un temps dont la malade ne peut pas nous indiquer la durée.

Au mois de mai 1893, surviennent des malaises se manifestant par de l'anorexie, des douleurs d'estomac d'abord légères et une constipation opiniâtre, malgré la sensation illusoire d'aller à la selle. Depuis lors, chaque fois que le besoin d'aller à la selle se fait sentir, les douleurs d'estomac se manifestent et vont s'accentuant de plus en plus, au point de constituer de fortes crises gastriques. La malade a de faux besoins d'aller à la selle et une sensation de picotement et de chaleur au niveau de l'anus. Elle a aussi des crises clitoridiennes bien manifestes. En même temps, des douleurs fulgurantes apparurent dans les talons et dans l'épaule droite qui durèrent trois jours : ces douleurs peuvent être comparées, dit-elle, les unes à des élancements, les autres à des crampes.

C'est précisément pour ces symptômes survenus au mois de mai que notre malade entre pour la première fois à l'hôpital Suburbain, le 2 juillet 1893, dans le service de M. le professeur Grasset. C'est là aussi que, pour la première fois, après une crise gastrique, elle sent ses jambes se dérober sous elle et une certaine gêne, non encore très accentuée, pour marcher. Cette gêne, qu'elle compare à une pesanteur, est augmentée quand elle veut monter les escaliers, mais, chose bizarre, elle n'est nullement augmentée à la descente.

C'est dans ces conditions que notre malade est envoyée à Balaruc, mais elle prétend être retournée de cette station thermale plus fatiguée, plus surexcitée qu'auparavant. Crises gastriques plus violentes, défécations pénibles, surexcitations nerveuses, sueurs nocturnes fort abondantes, démarche plus pénible ; voilà toute la gamme pathologique dont elle se plaint.

Notre malade retourne chez elle, et là, une dizaine de jours environ après être revenue de Balaruc, elle s'éveille une nuit en sursaut, et c'est alors que, pour la première fois, d'une façon très nette, elle ne sent plus ses jambes. Elle les cherche alors, dit-elle, mais jette un cri de frayeur en les touchant, croyant que ses jambes, qu'elle tient pourtant avec ses mains, appartiennent à une autre personne qui s'est glissée dans son lit à son insu.

Remise de cette frayeur qui dure quelques instants, elle se lève pour dissiper l'engourdissement dont elle se sent envahie, c'est à ce moment qu'elle a très nettement la sensation de coton sous les pieds.

Un mois s'écoule sans autre phénomène. Au bout de ce temps, la démarche devient de plus en plus difficile et les jambes, qui jusqu'ici fonctionnaient encore assez bien, sont projetées en dehors et retombent violemment sur les talons.

Sur ces faits, elle rentre pour la seconde fois à l'hôpital Suburbain, le 21 novembre. Mais la démarche devient de plus en plus pénible. Les crises gastriques reviennent particulièrement chaque mois, les douleurs fulgurantes atteignent principalement les jambes, il existe aussi un point douloureux du côté du sein gauche. La malade peut encore, au bras d'une infirmière, marcher quelque peu.

Mais un matin, à la suite d'une crise gastrique, elle est fort étonnée en se levant, non seulement de ne pouvoir se servir de ses jambes comme les jours précédents, mais même de ne pouvoir se tenir debout.

En même temps, des mouvements involontaires spontanés se produisent dans l'orteil droit et s'accompagnent d'une sensation analogue à celle que produiraient des fourmillements multiples partant de l'extrémité des pieds pour s'irradier dans les chevilles et les genoux.

Ces mouvements s'accentuent progressivement, envahissent les orteils des deux côtés. L'état de la malade s'aggrave de plus en plus ; les crises gastriques notamment, au lieu de revenir tous les mois, se renouvellent tous les quinze jours.

A côté de ces crises, il faut en noter d'autres d'un genre différent et se manifestant vers deux heures du matin. Celles-ci éveillent la malade qui éprouve du côté de l'estomac une sensation de brûlure, de pesanteur suivie d'une raideur dans tous les membres et le corps. La malade s'agite dans tous sens dans son lit, se pince fortement, a des envies folles de jeter des cris, sa bouche devient sèche, toutes choses en un mot qui nous font supposer des attitudes passionnelles, véritables symptômes de la crise hystérique dont la fin s'annonce ici par une crise de larmes.

Le 19 décembre 1893, la malade est hospitalisée à l'Hôpital Général. Les crises gastriques tabétiques et les crises hystériques deviennent de plus en plus violentes. De plus, quatre dents de la mâchoire supérieure tombent successivement le même soir, deux autres quelques jours après, sans qu'il apparaisse la moindre douleur.

En 1897, le 10 mai, notre malade est envoyée à Lamalou, où elle reste une vingtaine de jours environ, pendant lesquels elle prend 20 bains et 5 douches.

C'est après cette première saison à Lamalou que notre malade éprouve dans son état général une amélioration notable. Les douleurs disparaissent et restent absentes une année durant; les crises gastriques ne reviennent qu'à de rares intervalles (tous les deux ou trois mois environ). La sensation de coton semble avoir disparu, puisque le sol est beaucoup mieux perçu qu'auparavant ; la station debout se raffermit et les jambes deviennent plus sûres, en un mot notre malade se tient droite sans aucun secours, mais toutefois ne peut marcher. C'est cette année-là que se produit un fait nouveau; c'est une arthropathie tabétique coxo-fémorale.

L'année suivante (1898), la malade retourne à Lamalou, mais cette fois sous des influences étrangères à sa maladie ; elle ne peut prendre que 10 bains, à la suite desquels elle éprouve encore un notable soulagement.

Mais, à la suite des querelles fréquemment répétées avec une voisine de son lit à l'Hôpital Général, succèdent encore à la période de calme, observée après les bains de Lamalou, des crises gastriques tabétiques et des crises hystériques plus fréquentes que précédemment.

Ces crises hystériques se caractérisent par une sensation de constriction au niveau de la gorge, des efforts pour vomir avec des élancements dans le côté gauche de l'abdomen, principalement dans la région ovarienne.

Examen clinique. — Nous allons maintenant passer en revue les différentes fonctions et organes de notre malade, en mettant en lumière les divers troubles qu'elle peut présenter.

Motilité. — Dans les membres supérieurs, nous ne trouvons pas de phénomènes bien caractéristiques. Les membres supérieurs sont plutôt maigres. La main droite nous présente une atrophie nette de l'éminence ténar, des muscles interosseux et lombricaux. Cette atrophie date de huit ans et semble consécutive à une parésie du bras droit, qui a duré trois mois. Le dynamomètre marque à droite 6, à gauche 12. La malade éprouve une certaine gêne dans les mouvements exécutés avec la main droite, mais cette impotence relative de la main droite semble être plutôt tributaire de l'atrophie que nous avons mentionné, que de l'incoordination motrice, puisque la malade exécute les yeux fermés, avec facilité et exactitude, les mouvements qu'on lui commande de faire.

Par contre, les membres inférieurs sont absolument pris. La station debout est impossible ; la malade est clouée sur un fauteuil depuis quelques années. Elle a depuis longtemps le signe de Romberg. Il y a une perte manifeste de la notion de position. L'incoordination motrice existe à un degré très avancé. Il lui arrive parfois de trouver ses jambes hors du lit en s'éveillant ; et cependant la veille, en se couchant, elle avait eu soin de les mettre l'une à côté de l'autre.

L'excitabilité électrique des divers muscles examinés est en général assez grande ; cependant, en tenant compte de l'état de maigreur de la malade, on ne peut dire que cette excitabilité soit supérieure à la normale.

Il n'y a pas de différence caractéristique d'excitabilité entre les muscles correspondants droits et gauches, sauf pour l'abducteur du petit doigt dont on ne peut obtenir la contraction à droite, ni par la faradisation, ni par la galvanisation, et pour l'opposant du pouce droit que l'on ne peut faire contracter par de l'excitation galvanique. Pas de lenteur dans la contraction musculaire.

A ces troubles moteurs il faut en joindre d'autres d'une importance plus grande au point de vue du sujet que nous traitons. Ce sont des mouvements des extrémités inférieures, athétosiformes ou choréiformes, qui persistent continuellement et paraissent même exister pendant le sommeil, puisque parfois ils éveillent la malade.

Les mouvements involontaires et spontanés ont apparu pour la première fois, il y a huit ans, un an après les premiers symptômes de tabes. Dès ce début ils étaient localisés au niveau des gros orteils et consistaient en des mouvements de flexion et d'extension. Progressivement ces mouvements se sont étendus aux autres orteils, et il n'y a que deux ans que les pieds présentent des mouvements involontaires. En même temps les jambes se déplacent aussi, fléchissent légèrement sur les cuisses.

A l'examen direct de la malade nous constatons en effet que les orteils nous présentent des mouvements de flexion et d'extension, les pieds en plus nous présentent des mouvements d'adduction et d'abduction, mais le plus souvent d'adduction avec retournement de la plante des pieds en dedans. Ces mouvements sont plutôt lents que brusques, et la malade ne parvient pas à les faire disparaître par la volonté ; mais quand la malade s'émotionne, ou bien fait un effort d'attention pour exécuter un mouvement par exemple, ou bien s'impatiente pour quelque chose, les mouvements augmentent d'intensité. Toutes choses égales d'ailleurs, ces mouvements sont plus étendus du côté droit que du côté gauche. De plus, on trouve une raideur dans les jambes lorsqu'on les soulève, afin de rechercher par exemple les réflexes rotuliens.

Mais cette raideur n'est pas comparable à la vraie contracture, elle est facile à vaincre et disparaît vite.

Sensibilité. — Elle a des douleurs fulgurantes dans les membres inférieurs depuis neuf ans, mais les crises sont plus espacées qu'autrefois. Ces dernières années elle a des douleurs fulgurantes dans les membres supérieurs. Il y a de plus une douleur au niveau du sein gauche. Sensation de constriction thoracique. La malade sent aussi, surtout le soir, d'autres sensations anormales assez pénibles, telles que des engourdissements et surtout des fourmillements siégeant à la face plantaire et aux orteils. Elle a nettement le signe du cubital. Crises anales et crises clitoridiennes, ces dernières très accentuées. Pas de trouble manifeste des sensibilités au niveau des membres supérieurs. Le sens stéréognostique est intact.

Il y a dans la région ovarienne du côté gauche une zone d'hyperesthésie manifeste. Le simple frôlement des doigts dans cette région-là détermine une sensation particulière, et, si on continuait à presser au même endroit, on produirait une crise hystérique. En effet, la douleur au niveau de la région ovarienne gauche lui correspond au creux de l'estomac, quelque chose l'étouffe, elle est très énervée, elle se raidit et prend des attitudes passionnelles.

Au niveau des membres inférieurs, hyperesthésie au niveau de la face antérieure de la cuisse gauche, dans le reste du membre et dans le membre inférieur droit, nous avons constaté un retard des sensibilités tactiles et à la douleur. Au niveau de la plante des pieds, nous avons constaté un rappel de la sensation. Le chaud et le froid sont ressentis normalement. Hypotonie très marquée des membres inférieurs dans les mouvements de flexion provoquée. Les membres inférieurs peuvent être tordus et tournés en tous sens, affectent les positions les plus anormales et les plus bisarres, sans que l'on puisse déterminer la moindre souffrance.

Organe des sens. — 1° Vision. Parésie du droit externe gauche. VODG. VOD 2/50. VOG 3/50. VODG staphylômes postérieurs et choroïdite atrophique. VODG atrophie grise incomplète des nerfs optiques. Champ visuel presque normal pour le blanc, interverti pour les couleurs Le champ visuel pour le rouge se trouve rétréci par rapport au vert. La vue est obscurcie à certains moments par des espèces de brouillards. Pupilles plutôt dilatées. Elles ne réagissent pas à la lumière, la pupille droite se contracte légèrement dans la vision de près, tandis que du côté de la pupille gauche nous avons une légère dilatation dans la vision de près, et une contraction pour la vision de loin.

2° *Ouïes.*— Nous n'avons de ce côté-là relevé que quelques bourdonnements, pendant les crises gastriques seulement. Il faut noter aussi des vertiges.

3° Goût et odorat bien conservés.

Réflexes. — Abolition complète du réflexe rotulien. Il en est de même pour celui du tendon d'Achille et pour le Babinski. Pas de réflexes aux membres supérieurs, hyperesthésie pharyngée.

Réflexes cutanés. — Le reflexe plantaire est aboli, le réflexe abdominal existe.

Trophicité. — La peau est flasque ; les muscles des membres supérieurs sont fortement atrophiés, ce qui donne à ces membres un aspect tout à fait grêle.

Quant aux os, la palpation nous révèle à la partie supérieure et postérieure du fémur gauche la présence d'une éminence ostéophytique.

Nous notons de plus des deux côtés un pied bot tabétique varus équin. La déformation des pieds est bien constituée depuis les mouvements athétosiques;

Enfin, nous remarquons du côté de l'articulation coxo-fémorale gauche, une luxation évidente; mais, chose intéressante, notre malade nous affirme n'avoir pas vu survenir de gonflement au moment où l'arthropathie s'est produite.

Le membre de ce côté-là paraît raccourci de quatre centimètres environ. Par la palpation il est facile de percevoir que le grand trochanter est remonté d'autant, et que, par conséquent, la tête fémorale a quitté la cavité cotyloïde.

En imprimant à cette jambe de légers mouvements, on perçoit nettement des craquements secs, indice d'une érosion des surfaces osseuses.

Comme on le voit, on peut, d'après ces symptômes, affirmer l'arthropathie tabétique et deviner en quelque sorte les lésions de cette articulation.

Observation II

(ROSENBACH)

Johanna H., âgée de cinquante-sept ans. Rien de particulier au point de vue des antécédents héréditaires. La malade dans son enfance a eu la rougeole et la scarlatine. Réglée à seize ans. Depuis deux ans les menstrues sont devenues irrégulières. A l'âge de vingt et un ans, au cours de sa seule et unique grossesse, elle fut atteinte d'une affection fébrile qui a duré sept semaines et dont les symptômes font penser à la fièvre typhoïde. Malgré cela la grossesse n'a pas été interrompue et l'accouchement s'est fait à terme.

Depuis huit ans, la malade est sujette à des épistaxis très fréquentes, à des battements de cœur, à de l'oppression chaque fois qu'elle fait un effort notable. Pas de rhumatisme articulaire, mais depuis six ou sept ans elle souffre de douleurs paroxysmales très fortes aux extrémités supérieures et inférieures. Dans les jambes, les douleurs étaient tellement violentes et lancinantes, que les jambes se sont rétractées en haut.

Avec cela la malade présentait des mouvements spasmodiques de fexion au niveau de l'articulation du genou. Ces douleurs et ces mouvements s'exagéraient la nuit au lit. Constipation. Des troubles de la motolité se sont déclaré du côté gauche, surtout aux membres inférieurs gauche. Faiblesse dans les pieds. La malade tombait parfois. Néanmoins il était impossible de savoir si cette faiblesse était due à des troubles moteurs ou sensitifs. La malade ne sentait pas bien le sol. Fourmillements au niveau des extrémités, et depuis cinq ans la malade souffre de douleurs en ceinture.

État actuel. En 1864. — Rien du côté des poumons : insuffisance aortique. Liseré plombique aux gencives. Selles retardées. L'examen du système nerveux entraîne le diagnostic de tabes dorsalis. Les mouvements des membres supérieurs sont normaux, mais plus faibles du côté gauche. Les mouvements des membres inférieurs sont quelque peu lents et faibles, mais dans le lit la malade pouvait exécuter facilement des mouvements dans tous les sens. Ceux-ci sont par contre très incertains quand la malade ferme les yeux. Pendant la marche, elle projette les jambes d'une manière très caractéristique. La marche n'est plus possible qu'avec un appui; le membre inférieur gauche est plus faible que le droit. En fermant les yeux la malade tombe. Les pupilles sont rétrécies.

1864. —Nausées, vomissements, ténesme vésical et anal, douleur à l'épigastre. En septembre, la malade tomba et perdit connaissance.

Les symptômes ataxiques continuent à s'accentuer. A côté de cela il se produit des secousses dans les membres, de la flexion et de l'extension convulsives. Les muscles contractés ne peuvent être étendus qu'avec effort et qu'avec une violente douleur. Les contractures ne font qu'augmenter.

En 1874, les mains, que la patiente tient étendues sur le lit, attirent immédiatement l'attention par leur mouvement singulier.

On croit d'abord qu'elle exécute sur sa couverture des exercices, comme le ferait un pianiste, mais on s'aperçoit bientôt d'une façon évidente que ces mouvements se produisent d'eux-mêmes en dehors de la volonté, et qu'ils ne se bornent nullement à l'élévation et à l'abaissement régulier des phalanges. Il est difficile de suivre d'une façon suffisante ces phénomènes moteurs singuliers qui se produisent tantôt rapidement, tantôt lentement, parce que les divers doigts se trouvent dans les états les plus variés de flexion et d'extension. On dirait que la malade essaie d'exécuter une trille sur son lit, tantôt avec quelques-uns, tantôt avec tous les doigts ; à certains moments un de ceux-ci est dans l'adduction et dans l'abduction, pendant que d'autres sont fléchis, d'autres étendus ; tout à l'heure il semblait que J... tâtonnait pour chercher quelque chose sans le secours de ses yeux, maintenant un seul doigt est en mouvement, puis, dans un instant, tous agiront à la fois, si bien qu'on ne pourra plus suivre leurs mouvements particuliers, dans tel ou tel sens. Les doigts sont habituellement un peu fléchis au niveau de leurs secondes phalanges, mais les phalanges isolées s'étendent et se fléchissent souvent de la façon la plus irrégulière ; il faut citer notamment des mouvements constants d'adduction et d'abduction dans le petit doigt de la main gauche. Le jeu des tendons, au niveau des avant-bras, qui sont très amaigris, est tout aussi étrange et frappant sur les faces dorsale et palmaire ; ils rampent en mouvement infatigables, comme des serpents; ils se renouvellent tantôt ici, tantôt là, tantôt d'une façon lente, tantôt d'une façon rapide. Ce sont ces mouvements, souvent indépendants des secousses des doigts, qui peuvent être qualifiés tour à tour de mouvements, de sautillements, de reptation, et même à certains moments la peau s'élève et s'abaisse alternativement.

Les pieds sont en varus équin prononcé et l'on trouve à leur niveau une flexion et une extension constantes des orteils, plus ou moins accentués suivant les moments. On observe aussi, sur leur face dorsale, des mouvements vermiformes des tendons extenseurs et cela très nettement. Les orteils ne présentent que des mouvements de flexion et d'extension. La malade peut changer, à sa guise, la situation de la pointe du pied, mais ces changements de position augmentent l'intensité des mouvements. Ceux-ci paraissent avoir la même étendue des deux côtés ; cependant, dans le même instant, leur forme varie beaucoup et ils ne se correspondent nullement. Même indépendance dans les mouvemnts des pieds et des mains. Lorsqu'on attire l'attention du malade sur le désordre moteur des doigts, celui-ci augmente.

Pas de contractures des bras.

Il faut noter au cours de l'observation la longue durée de l'athétose, qui a été observée pendant plusieurs années, sa suspension pendant un érysipèle, pendant deux attaques de collapsus, sa disparition dans le sommeil, un certain degré d'atrophie musculaire.

Les contractures n'existent guère qu'au début de la maladie.

A l'autopsie de la malade, qui avait aussi de l'insuffisance aortique, on trouva les altérations ordinaires de l'ataxie et un foyer jaune, grisâtre, de 1 centimètre sur 4 millimètres, à l'extrémité postérieure et externe du noyau lenticulé droit. Les cordons latéraux, examinés macroscopiquement, n'offraient rien d'anormal.

Observation III

(Boinet)

Ingénieur, trente-sept ans, syphilis à manifestations très bénignes et partant négligée, il a dix-sept ans. Antécédents arthritiques, personnels et héréditaires, excès nombreux et surmenage.

Le début des premiers symptômes, par des douleurs fulgurantes aux membres inférieurs, remonte à six ans environ.

Puis successivement sont survenus: de la diplopie subite très accentuée, mais disparue après moins d'un an, de l'affaiblissement progressif de la virilité, en même temps que des pertes séminales fréquentes; de la parésie des sphincters avec incontinence vésicale très marquée; de la fatigue exagérée des membres inférieurs, puis, depuis six mois, de l'incoordination motrice.

Arrive à Lamalou le 7 mai 1894.

Les symptômes sont alors les suivants : crise de douleurs fulgurantes très vives, le plus souvent dans les membres inférieurs, quelquefois au scrotum, rarement intercostales, jamais dans les bras. Sensation de compression circumthoracique, cuirasse. Plaque d'hyperesthésie à la région crurale et à la région lombaire. Anesthésie plantaire, des genoux et des organes génitaux. Perte de la notion de position des jambes, les yeux fermés. Signe de Romberg évident, signe de Westphal. Absence du réflexe crémastérien. Absence des réflexes du bras.

Signe d'Argyll-Robertson. Inégalité des pupilles. Larmoiement, pas d'atrophie ni de trouble trophique appréciable. L'incoordination motrice est caractéristique, mais peu prononcée, et le malade peut marcher sans canne.

Pendant la recherche de ces symptômes, dont la nature tabétique est indiscutable, et qui ont presque exclusivement pour siège les membres inférieurs, d'autres phénomènes se révèlent aux membres supérieurs, surtout au membre supérieur droit, particulièrement à la main, consistant en des mouvements involontaires d'aspect athétosique; fermeture et ouverture lentement alternative de la main et des doigts; tentacules de poulpe, oscillations lentes du poignet. Rien de pareil ni aux jambes, ni au tronc, ni à la face; à noter cependant un plissement du front, à peine perceptible, et simulant l'attention forcée.

Ces mouvements sont attribués par le malade au bouleversement provoqué par un accident de voiture il y a dix mois. Ils existent au repos, mais la fatigue les exagère. Ils diminuent par la contraction du bras contre le tronc, ce qui donne au malade une physionomie caractéristique, maladroite et empruntée. Ni l'intelligence, ni la mémoire, ni la facilité d'élocution n'ont diminué.

La cure thermale, poursuivie pendant un mois, a certainement atténué les douleurs et les troubles viscéraux du tabes. Elle semble avoir exagéré, au contraire, les mouvements athétosiformes. Malheureusement le malade n'a pas été revu et n'a pas donné de ses nouvelles.

On doit en outre remarquer que les signes tabétiques ont surtout pour siège les membres inférieurs, tandis que les mouvements athétosiques sont aux supérieurs.

Observation IV

(Boinet)

Philip..., trente-huit ans, chargeur de blé et charretier, sans antécédents héréditaires, a quelques habitudes alcooliques.

En 1891, huit ou dix jours après un coït suspect, il a été atteint d'un chancre rapidement cicatrisé. Quelques mois plus tard, il a constaté sur ses lèvres des aphtes qu'il attribue à de la fièvre et qui n'étaient probablement que des plaques muqueuses. Cependant, il n'accuse ni céphalée nocturne, ni taches sur la peau, ni croûtes dans les cheveux. Il n'a fait aucun traitement spécifique.

En 1898, il se plaint de crises gastriques d'origine tabétique, fort douloureuses, avec constriction épigastrique et vomissements de matières glaireuses, et il éprouve des douleurs fulgurantes suivant le trajet des nerfs sciatiques.

En 1899, il ressent dans la main droite une sorte d'engourdissement avec crampes, douleurs passagères nocturnes et irradiations névralgiques. De temps à autre ses jambes fléchissent brusquement, se dérobent sous lui. En 1900, les fourmillements s'accentuent au niveau des mains ; elles deviennent le siège d'une telle anesthésie, qu'il ne sent ni le manche du balai dont il se sert habituellement, ni les gros plis des sacs qu'il ficelle après les avoir emplis de blé. Au mois de février 1900, il s'aperçoit que sa main droite exécute des mouvements involontaires, reptatoires, lents et étendus, athétosiques, semblables à ceux que nous décrirons plus loin. Ils n'apparaissent que six mois plus tard à la main gauche. P... devient de plus en plus maladroit, il laisse tomber tous les objets qu'il saisit, du reste, imparfaitement, et dont il perçoit mal les contours.

Etat actuel. — Au mois de février 1901, il vient à la consultation gratuite de l'Hôtel-Dieu, où nous le voyons pour la première fois ; il présente tous les signes d'un tabes confirmé. Nous notons, à ce moment, une abolition à peu près complète des réflexes rotuliens et crémastériens, une démarche tabétique caractéristique. Le signe de Romberg est très net ; dès que ce malade ferme les yeux, il perd l'équilibre et risque de tomber, il sent bien le sol. Il raconte, en outre, qu'il n'a plus la sensation de la position de ses bras ; il les perd dans son lit ; il ne sait plus où ils se trouvent. Il existe sur le trajet des deux nerfs cubitaux une perte de sensibilité à la piqûre, au froid, à la chaleur ; elle est plus prononcée au niveau de l'annulaire et du petit doigt. P... se sert très maladroitement de ses mains. Il éprouve des douleurs irradiées et intermittentes le long du cubital, se propageant dans le petit doigt ; il a dû cesser tout travail. La sensibilité cutanée est intacte au niveau de la face, de la poitrine et de l'abdomen. Il se plaint encore de douleurs fulgurantes dans les membres inférieurs. Il ajoute que, les yeux fermés, il sent encore le point où se trouvent ses jambes, soit sur le plan du lit, soit après des manœuvres destinées à lui faire perdre la notion de leur position. Il accuse l'existence d'une zone cutanée anesthésique au niveau de la partie inférieure et antérieure de la cuisse droite. La sensibilité à la piqûre est moindre sur les autres parties de la cuisse droite que sur la surface de la cuisse gauche. La peau des jambes et des pieds a conservé sa sensibilité normale. On constate une forte anesthésie pharyngée.

La pupille droite offre des dimensions moyennes ; la pupille gauche est un peu plus dilatée. En même temps que cette inégalité pupillaire on observe une abolition presque complète du réflexe de la lumière. L'accommodation à distance faible ou éloignée modifie peu les diamètres de la pupille ; cependant elle se resserre légèrement dès que le malade fixe un objet rapproché. Le signe d'Argyll-Robertson existe donc. P... accuse aussi de la diplopie. On ne trouve aucun trouble soit sphinctérien, soit trophique. Signalons encore un affaiblissement progressif de la virilité sans pertes séminales, ainsi que du vertige et des crises gastriques avec vomissements muqueux parfois bilieux.

Caractères cliniques des mouvements athétosiques. — Le malade présente aux deux mains, mais surtout à droite, des mouvements involontaires se produisant même au repos. Ils sont plus accusés dans les doigts, ils sont lents, très étendus, exagérés, comparables aux contorsions des danseuses javanaises ou aux ondulations reptatoires des tentacules du poulpe. Ces mouvements athétosiques ont, chez notre malade, les caractères suivants :

Les deux dernières phalanges des doigts des mains restant dans l'extension complète, les doigts se fléchissent lentement au niveau de leur articulation avec le métacarpe : ils s'inclinent profondément vers la paume de la main en s'écartant les uns des autres et en décrivant avec lenteur des mouvements de circumduction et de latéralité exagérée; puis ils reviennent progressivement dans l'extension forcée, exécutent quelques nouveaux mouvements de rotation, d'abduction et d'adduction, et reprennent ensuite l'état de flexion précédemment décrite. Les mouvements de flexion, d'extension, d'abduction, d'adduction et circumduction du pouce atteignent un degré extraordinaire.

Simultanément la main est fortement portée en dedans et le poignet passe alternativement de la pronation à la supination, de la flexion à l'extension, de l'adduction à l'abduction.

Ces mouvements qui se renouvellent environ 8 à 10 fois par minute sont considérablement diminués et momentanément arrêtés sous l'influence de la volonté, de l'attention, ou lorsque le malade ferme énergiquement le poing ou serre fortement le poignet droit dans sa main gauche ; mais ils ne tardent pas à réapparaître au bout d'une minute au maximum.

La fatigue légère, survenue à propos de ces exercices, l'excitation, les efforts paraissent même les exagérer.

L'occlusion des yeux, surtout si le malade reste debout, les mains étendues horizontalement, augmente l'amplitude de ces mouvements athétosiques. Il n'existe au niveau des deux membres supérieurs ni contracture vraie, ni exagération des réflexes.

Les réactions électriques sont normales. Le 2 avril 1901, il se plaint d'une sensation de refroidissement, d'une petite crampe dans le petit doigt du pied gauche, il sent bien le sol ; il éprouve l'impression que lui laisserait une friction faite avec un morceau de glace sur les deux tiers inférieurs de la face antérieure de la cuisse droite. Le malade se rend toujours bien compte de la position de sa jambe. Cette notion est perdue complètement pour le membre supérieur droit qui est le siège des mouvements athétosiques les plus étendus ; elle est simplement amoindrie dans le membre supérieur gauche. Le sens musculaire est diminué, le malade apprécie mal le poids, la forme, le volume des objets que l'on met dans ses mains. Lorsqu'il veut saisir une épingle, sa main plane au-dessus de cet objet, oscille, décrit des courbes irrégulières ; ce n'est qu'après quelques hésitations qu'il arrive à prendre maladroitement ce petit corps. Il existe une perte du sens stéréognostique plus prononcé à droite qu'à gauche.

En résumé, on constate, au niveau des deux membres supérieurs, de l'incoordination motrice et des troubles marqués de la sensibilité musculo-articulaire.

Dès qu'il veut écrire, il serre convulsivement le porte-plume qui trace un griffonnage composé de grands traits incoordonnés, ne rappelant que vaguement quelques lettres aux dimensions exagérées ; l'écriture est illisible et exige de la part du malade une telle attention et une si grande dépense de force qu'il est obligé de renoncer bien vite à cet exercice. Les mouvements athétosiques restent toujours limités, sans modification, aux deux mains ; ils diminuent un peu lorsque les doigts sont appuyés sur un plan résistant. Les orteils sont indemnes.

Mal perforant plantaire. — Le 15 avril, P... ressent des douleurs très vives dans l'avant bras, le long du trajet du nerf cubital et dans les jambes. On observe, au-dessous de la tête du cinquième métatarsien gauche, un mal perforant nettement caractérisé. P... est sujet, trois à cinq fois par jour, à des vertiges de courte durée, pendant lesquels il se sent faible, voit trouble, croit qu'il va tomber.

Le 4 mai, il ressent des crampes dans le bras gauche, ainsi qu'un engourdissement marqué ; il fait remarquer que ces phénomènes ont toujours coïncidé soit avec le début, soit avec l'accentuation des mouvements athétosiques. Ils sont toujours moins prononcés au niveau de la main gauche qui est, à ce moment, aussi maladroite que l'autre. Nous constatons, en outre, sur la peau des deux membres supérieurs, un retard prononcé dans la perception de la piqûre ; le contact de deux pointes n'est perçu que s'il existe entre elles un écartement d'une dizaine de centimètres.

On note toujours une diminution notable de la sensibilité musculo-articulaire.

Le 31 mai, une douleur vive occupe le bord externe du pied et le genou gauche. Le mal perforant plantaire est en bonne voie de cicatrisation.

Le 4 juin, les mouvements athétoïdes de la main droite ont considérablement diminués, et, d'une façou parallèle, la sensibilité des doigts de la main et d› l'avant-bras droit est devenue plus nette, et est, en partie, revenue.

L'occlusion des yeux, surtout si le malade reste debout, les mains tendues horizontalement, augmente l'amplitude et l'intensité de ces mouvements athétoïdes qui sont modérés et fortement atténués sous l'influence de la volonté, du contrôle de la vue, de l'appui sur un plan résistant et du sommeil.

Le traitement, institué depuis quatre mois, a consisté en l'absorption quotidienne de deux cuillerées à bouche de liqueur de Van Swieten et de 4 grammes d'iodure de potassium.

Observation V

(AUDRY)

Antoine D., tailleur d'habits, cinquante-deux ans. Entré le 31 mai 1882.

Antécédents héréditaires. — Père mort subitement à soixante-neuf ans, mère actuellement vivante. Le malade a eu deux frères qui sont morts jeunes. Une fille de dix-huit ans, nerveuse. Pas de syphilis, pas d'alcoolisme, ni d'excès. Il y a une quinzaine d'années, céphalalgie très vive, revenant souvent, et cela pendant trois ou quatre ans. La vue aurait baissé depuis quelques années. Pas de crises gastriques.

Depuis deux ans, sensation d'un bruit de cascade au niveau de l'oreille gauche, ouïe affaiblie de ce côté ; raideur dans les jambes. Difficulté à se diriger dans l'obscurité. Dip'opie ; affaiblissement génésique très marqué. Par intervalles, dysurie et constipation.

Depuis un peu plus d'un an (le malade eut à ce moment un anthrax, qu'on opéra, dans la région lombaire), sensation d'un point dans la région lombaire, mais pas de douleurs fulgurantes.

Actuellement. — Pas d'amaigrissement, fonctions digestives bonnes. Jamais de maux de tête. Pas de strabisme. Myosis considérable. L'acuité visuelle a diminué.

Membres supérieurs. — Douleurs lancinantes dans les avant-bras, quelquefois limitées à un seul doigt, à caractère très aigu, survenant à peu près tous les jours et durant une partie de la nuit. Il lui semble pendant ces crises qu'on lui enfonce un bistouri dans les chairs. Cependant le malade ne se plaint pas d'insomnies.

Il y a peut-être un peu d'anesthésie par points, en tout cas très peu marquée. Puissance musculaire conservée. Par moments, contracture et fourmillements dans les avant-bras.

Les mains étant étendues, le malade a du tremblement En outre, athétose dans les membres supérieurs.

Quand on lui fait saisir un objet, avant de pouvoir l'atteindre, il présente une ataxie très grande dans les mouvements.

Membres inférieurs. — Douleurs lancinantes dans les jambes, moins aiguës qu'au niveau des membres supérieurs. Pas d'anesthésie.

Contractures par moments. Même ataxie dans les mouvements qu'aux membres supérieurs.

Rien au cœur ni aux poumons.

29 juin. — Sensation de cercle de fer autour de la poitrine. Constipation

Septembre.— Le malade a eu à la main gauche une tourniole dont il ne s'est pas aperçu. L'athétose persiste toujours.

3 octobre. — Crises douloureuses. Rétention d'urine. Myosis toujours considérable. Les pointes de feu appliquées en juillet n'ont produit aucune amélioration.

7. — La rétention d'urine a cessé. Pendant le cathétérisme, le patient accusait des douleurs aiguës au niveau du méat.

15 octobre. — On a sondé une fois le malade. Athétose à peu près disparue.

Observation VI

(Laquer)

Femme de cinquante et un ans, souffrant depuis huit à dix ans de symptômes tabétiques (névralgies spinales, douleurs en ceinture, crises gastralgiques, signe de Romberg, atrophie du nerf optique droit). Les mouvements de flexion et d'extension, qui ont la forme de secousses vermiformes et athétoïdes, n'existent qu'au niveau des pieds et des orteils ; ils ont l'aspect des mouvements volontaires et persistent dans le sommeil. Les mouvements isolés s'accomplissaient avec une certaine force ; mais la malade était ataxique au point de ne pouvoir marcher seule depuis trois ans.

Observation VII

(LAQUER)

Malade, trente-six ans, employé. Huit ans auparavant, syphilis. Depuis cinq ans, signes évidents de tabes ; ataxie, paralysies vésicale et intestinale, douleurs fulgurantes, anesthésie à la douleur, absence de réflexes tendineux, impotence. Etat psychique régulier. Parole normale. Rien du côté des nerfs cérébraux ; pas d'atrophie des nerfs optiques, mais rétrécissement pupillaire double. A la fin de la quatrième année se déclarent d'abord à gauche, puis quelques mois après à droite, des mouvements dans les pieds et les orteils, qui persistent nuit et jour. Ils paraissent étrangers, presque grotesques, lents, d'allure monotone, et sont absolument involontaires.

Dans la station debout et dans la marche, on constate, dans les chaussures, l'agitation des doigts des pieds et l'hyperextension du gros orteil. Le patient éprouve, en outre, une sensation de raideur désagréable dans les groupes musculaires atteints, sensation qui s'étend fréquemment aux genoux et aux cuisses.

Observation VIII

(AUDRY)

Anne Rig., quarante-cinq ans, cabaretière. Père mort à quarante-cinq ans d'une affection inconnue. Mère actuellement vivante, bien portante, mais très nerveuse.

La malade est veuve ; elle a perdu, il y a cinq ans, son mari qui était peut-être syphilitique. Elle n'a pas eu d'enfants, mais une fausse couche, il y a vingt-deux ans. Ménopause depuis un an. Elle boit un litre de vin par jour, et deux ou trois verres d'eau d'arquebuse, dont un le matin, à jeun, dans son café. Pituite matinale. Enfin, elle paraît un peu rhumatisante et a eu quelques accidents scrofuleux dans l'enfance. Les premiers symptômes de l'affection actuelle ont débuté il y a treize ans. Ce furent d'abord des douleurs fulgurantes marquées surtout au niveau des membres inférieurs et supérieurs. Jamais de céphalée. Pas de douleurs viscérales, gastralgiques ou autres. Depuis l'année dernière seulement, les douleurs se font sentir au niveau du thorax, tantôt dans la région des seins, tantôt dans celle des épaules, tantôt enfin de l'un et de l'autre côté.

On trouve actuellement, comme troubles sensitifs : pas de zone d'anesthésie sur la surface du corps, à part de l'anesthésie plantaire. Sensibilité au tact et à la douleur conservée. Pas de retard notable dans les sensations. Lorsqu'on touche la malade avec une épingle, elle n'accuse pas deux impressions; mais l'attouchement par deux épingles, celles-ci étant même notablement éloignées, ne donne naissance qu'à une sensation. Hyperesthésie marquée au froid, existant surtout aux cuisses et sur les avant-bras. Le sens musculaire paraît conservé, la malade ne fait pas d'erreur de lieu et se rend assez bien compte de l'étendue des mouvements qu'elle accomplit. Elle a l'appréciation assez exacte des poids. Aucune paralysie des muscles de l'œil ; la malade n'a pas de diplopie. Depuis six ans environ, la vue a baissé et se fatigue assez vite dans la vision des objets éloignés. Les pupilles ne sont ni rétractées ni dilatées ; elles ne présentent pas d'inégalité appréciable et paraissent sensibles à la lumière. Pas de dyschromatopsie.

Il existe quelques bourdonnements, de temps en temps, dans l'oreille gauche. Quelques vertiges.

La malade ne tousse que fort peu : cette toux ne survient pas par quintes et ne provoque pas d'ictus laryngé. Il n'y a rien au cœur.

Tous les jours, de quatre à six heures du matin, sueurs abondantes. Pas de diarrhée. Pas de vomissements, à part la pituite déjà signalée. Pas de troubles trophiques du côté des angles. Depuis trois mois, R... perd ses urines ; elle peut encore les garder pendant le jour, mais ne peut les retenir à la moindre sensation de besoin. Rien du côté du rectum.

Abolition complète du réflexe rotulien.

Depuis trois ans, grande difficulté de la station debout, un peu de rétropulsion. Elle pouvait encore marcher avec un appui, mais, à son entrée dans une chambre obscure, elle tombait aussitôt sans pouvoir se soutenir. D'autres fois, sans cause aucune, ses genoux fléchissaient subitement, et elle s'affaissait. Depuis cinq mois, elle ne peut marcher seule, mais, appuyée sur deux aides, elle peut encore faire quelques pas ; elle lance alors ses jambes en avant et frappe du talon, sans que les mouvements produits présentent une grande amplitude.

Depuis quatre mois, les mains sont devenues très maladroites ; la malade ne peut plus ni coudre ni tricoter. Pour saisir un petit objet, tel qu'une épingle, elle hésite et doit s'y prendre à plusieurs fois.

22 août. — On remarque que R... présente dans les doigts quelques mouvements involontaires très légers, consistant en mouvements de déplacement de la main. On note même des mouvements du poignet. Ces mouvements s'observent bien mieux si la main est appuyée sur un plan résistant, encore davantage lorsque les doigts sont écartés. On constate, surtout dans la position avec appui, l'existence de mouvements d'adduction et d'abduction de la main et des doigts, de flexion et d'extension dans l'articulation métacarpo-phalangienne. Lorsque la main n'est plus soutenue, il se produit des flexions et des extensions des doigts en masse, qui ont même une tendance à chevaucher. Ces mouvements sont lents ; ils ont un caractère peu exagéré et ne paraissent pas augmentés par l'occlusion des yeux. La malade dit avoir observé des mouvements analogues au niveau des pieds.

Elle se plaint d'avoir quelquefois des crampes dans les doigts et d'être obligée de les ouvrir. Ces mouvements et ces crampes auraient été, quelque temps auparavant, beaucoup plus accentués.

R... a été rapidement perdue de vue. La suspension avait diminué la raideur des doigts de la main droite, ainsi que l'anesthésie plantaire.

Observation IX

(Grasset)

C'est une femme de trente et un ans, admise à l'hôpital le 2 novembre 1892.

Comme étiologie, nous trouvons d'abord une hérédité assez lourde, au double point de vue diathésique et névropathique ; le père est mort phtisique à l'âge de quarante-neuf ans ; sur dix frères ou sœurs, trois sœurs et deux frères étaient déjà morts de tuberculose quand elle a quitté la famille, il y a douze ans. La grand'mère maternelle a succombé à un cancer de l'estomac. Un frère de son père paraît avoir été paraplégique ; les détails qui nous ont été fournis à son sujet n'autorisent pas à dire s'il était comme notre malade ou bien s'il avait simplement une paralysie des membres inférieurs.

Antécédents personnels. — La menstruation s'est établie à l'âge de douze ans, non sans entraîner un certain état de souffrance durant trois mois. A aucun moment, pendant son jeune âge, il ne s'est produit de maladie sérieuse.

Mais, de bonne heure, elle a manifesté des habitudes d'onanisme et un penchant précoce pour les plaisirs vénériens.

A dix-neuf ans, poussée par ce penchant, elle quitta sa famille et, à partir de ce moment, mène une vie aventureuse avec abus sexuels considérables. Au point de vue de la syphilis, elle ne présente aucun signe bien net. Mais on a découvert sur ses jambes certaines cicatrices dont la teinte un peu foncée a paru de nature suspecte ; aussi on a tenté un traitement spécifique.

Depuis huit à neuf ans elle habite l'Algérie ; il y a cinq ans elle a eu quelques boutons de Biskra aux bras, deux ans après elle a été atteinte d'une grippe qui l'a jetée dans un état de faiblesse assez marqué ayant duré trois mois.

En 1890, il survient, sous l'influence d'une chute, une fracture avec plaie au pouce droit ; bientôt après, tout le membre supérieur est le siège d'un œdème considérable avec légère couleur violacée des téguments. Elle entre alors à l'hôpital de Tunis et y reste trois mois ; c'est pendant ce séjour, et un mois environ après son entrée, qu'apparaissent les premiers symptômes de tabes.

Symptômes. — C'est du côté de l'appareil génito-urinaire qu'apparaissent les premiers troubles. Tandis qu'elle est alitée par suite de la maladie dont nous venons de parler, elle s'aperçoit qu'elle perd l'urine pendant la nuit et éprouve spontanément des sensations voluptueuses dans les organes génitaux ; ceci avait lieu quelques jours après une période menstruelle.

Quand la malade sort de l'hôpital de Tunis, tous ces troubles ont disparu ; mais les jambes restent faibles.

Il n'y a qu'un an qu'ont apparu pour la première fois les douleurs fulgurantes ; elles se sont montrées d'abord dans la jambe droite, et puis dans la gauche. A partir de ce moment, le tableau classique s'accentue; les membres inférieurs non seulement faiblissent, mais encore deviennent inhabiles, se heurtent entre eux et contre le sol, en un mot présentent de l'incoordination. Bientôt il s'y ajoute des douleurs en ceinture à la base de la poitrine. Peu à peu il survient des crises laryngées et des vertiges.

Il y a près de quatre mois que la marche n'est plus possible que grâce à de solides points d'appui. Les rapports sexuels aggravent chaque fois son état. Depuis un mois elle a aussi éprouvé des vomissements répétés, sans être accompagnés toutefois de souffrances vives au niveau de l'estomac.

Examen direct. — D'abord du côté des membres inférieurs qui constituent sa localisation principale, il y a dans la portion au-dessous des genoux de l'anesthésie ou, du moins, surtout un retard très considérable (6 à 7 secondes) dans la perception pour les diverses espèces de sensibilité (contact, froid, chaud, douleur, électricité). Mais ces sensations une fois perçues persistent un certain temps ; ainsi dans la soirée et durant une partie de la nuit, du jour où on a fait ces recherches, la malade a éprouvé des fourmillements qu'avaient provoqués la chaleur et l'électricité.

Les réflexes rotuliens sont entièrement abolis. La malade perd ses jambes dans le lit ; le contact des draps n'occasionne qu'une sensation très vague de poids. Ses yeux étant fermés, si on communique à ses jambes des croisements successifs et multiples, elle ne peut pas indiquer leur position respective, savoir celle qui est au-dessus de l'autre. Elle n'établit pas non plus de différence entre les divers poids qu'on lui commande de rouler avec les pieds.

Dans la marche, elle ne sent pas le sol, elle croit être sur un tapis, en outre elle ne distingue pas la nature des divers objets qu'on dispose sur le sol (feuilles de papier, fichu en laine, etc.)

L'incoordination est complète. Si on lui ordonne de diriger son pied vers un but déterminé, elle lance la jambe, et n'atteint que rarement du premier coup le point désigné; elle n'y parvient qu'après avoir décrit des mouvements plus ou moins irréguliers autour de lui.

Lorsqu'elle marche, elle jette les pieds follement à droite et à gauche ; les talons frappent le sol. Et même faut-il encore qu'elle soit fortement soutenue et que ses yeux restent ouverts.

Ainsi soutenue elle ne peut pas cependant marcher en regardant au plafond ou par côté. Avec un carton placé au-dessous du menton afin de l'empêcher de voir ses pieds, la marche est très difficile, mais pas impossible. Si au contraire on lui commande de fermer les yeux, l'effondrement a lieu immédiatement.

Pour le tronc, nous trouvons une constriction thoracique très marquée, souvent très douloureuse, se produisant soit au niveau des seins (cercle de fer), soit au niveau des reins.

Dans le dos, il existe de chaque côté de la colonne vertébrale, un peu au-dessus de la pointe de l'omoplate, deux petites plaques d'hyperesthésie, larges comme une pièce de 5 francs.

Du côté des membres supérieurs, nous notons d'abord des élancements dans l'épaule gauche. L'incoordination est encore legère ; la malade atteint facilement le but proposé, écrit bien son nom, tout en faisant remarquer que les lettres sont plus irrégulières qu'avant la maladie. Il y a une diminution manifeste de la force musculaire ; le dynamomètre mis dans la main marque 17 à droite et 15 à gauche.

Les deux paupières sont tombantes ; pour ouvrir les yeux, il est manifeste que cette femme fait intervenir les muscles du front ; celui-ci, en effet, se plisse fortement sans arriver à mettre bien à découvert les globes oculaires.

Au-dessus de l'arcade orbitaire droite elle ressent aussi une douleur légère. La vue est obscurcie à certains moments par des espèces de brouillards ; signalons quelques picotements sur les paupières.

On constate un larmoiement assez marqué ; les yeux sont constamment baignés de larmes.

Le réflexe pharyngien est aboli. Il y a ensuite les crises laryngées qui se répètent par périodes, jusqu'à plusieurs fois dans la même journée.

Les vomissements observés il y a un mois n'existent plus. L'appétit est médiocre, la malade est vite rassasiée ; les digestions sont lentes, difficiles, et accompagnées d'un certain malaise. Il faut noter la tachycardie, 100-120 pulsations sans hyperthermie. Les troubles trophiques, quoique très réduits, figurent cependant dans l'histoire clinique de notre malade : elle a perdu ses cheveux et surtout ses dents, qui sont tombées par morceaux, sans douleur.

Quand on découvre la malade, mettant ainsi à l'air libre ses membres inférieurs, on constate que les jambes et surtout les pieds accomplissent des mouvements involontaires, spontanés, au repos. Elle remue donc spontanément et sans secousses les orteils, les pieds, les mettant soit en flexion, soit en extension ; la jambe se déplace aussi, fléchit légèrement sur la cuisse. Tous ces mouvements sont en outre très peu étendus.

Lorsqu'on soulève les membres supérieurs pour y rechercher les réflexes rotuliens, on y développe de la raideur musculaire, empêchant la flexion d'abord, et puis cet état de flacidité nécessaire en pareille circonstance. Cette raideur disparaît vite, et ne ressemble nullement à la contracture spastique.

Souvent même, après avoir tâché de mettre fin à la raideur en imprimant des mouvements un peu forcés au membre, on voit les mouvements surajoutés s'accentuer spécialement.

Certains jours, le matin à son réveil, ses jambes pendaient de chaque côté hors du lit ; et cependant la veille, en se couchant, elle avait eu soin de les mettre l'une à côté de l'autre.

Des déplacements analogues ont lieu même de jour et à son insu.

Observation X

(Grasset)

C'est un cultivateur de trente-quatre ans, entré le 22 octobre 1900, à la salle Fouquet, n° 27. Il a eu la syphilis, son chancre date de douze ans. Il y a deux ans, un soir, se rendant la nuit, d'un village voisin à la campagne où il travaillait, notre homme s'aperçoit qu'il chancelle comme un homme ivre. Il en est tout étonné, n'ayant pas bu ce soir-là.

A partir de ce moment, il remarque que sa marche est titubante quand il est dans l'obscurité. Plus tard, sa démarche devient vacillante, même en pleine lumière, s'il est distrait pendant la marche.

Les douleurs fulgurantes apparaissent : il est obligé de suspendre son travail ; les phénomènes s'aggravent et il entre à l'hôpital.

A ce moment, il a des douleurs fulgurantes dans toute l'étendue des membres inférieurs, s'irradiant parfois vers le tronc jusqu'à la tête et venant par crises.

Il ne sent pas le sol sous ses pieds (sensation de coton). Signe du cubital très net, surtout à gauche. Engourdissement des quatre derniers orteils à droite. Sensation de poids sur l'abdomen. Diminution de la sensibilité à l'esthésiomètre et à la douleur aux membres inférieurs ; perversion pour la chaleur au membre inférieur droit.

Il marche difficilement les yeux ouverts ; il écarte les jambes, talonne, jette les jambes en dehors. Les yeux fermés, il s'arrête enraidi, rejette fortement les jambes ; la marche est impossible.

Debout immobile, les talons joints, les yeux ouverts, il vacille ; les yeux fermés, il perd complètement l'équilibre.

Au repos dans son lit, il a des contractions fibrillaires et des mouvements involontaires dans les cuisses et dans les jambes.

Abolition des réflexes rotuliens et du tandon d'Achille. Pupilles paresseuses à la lumière, réagissant plus rapidement à l'accommodation. Depuis un an, surdité relative surtout à droite ; bourdonnements d'oreilles, incontinence d'urine aujourd'hui disparue ; il avait alors aussi de l'anesthésie urétrales.

Observation XI

(Grasset)

C'est un homme de quarante-quatre ans, cuisinier, entré le 7 décembre 1900, au n° 5 de la salle Barthez.

Pas de syphilis dans ses antécédents ; mais de l'alcoolisme : par jour trois litres de vin, deux absinthes, deux petits verres de rhum, sans compter les verres de liqueurs occasionnels.

Le premier symptôme constaté par lui est un mal perforant plantaire, en juin 1893, au niveau de l'articulation métatarso-phalangienne du troisième orteil. En 1894, ce premier mal perforant persistant toujours, il s'en forme un deuxième au niveau de la tête du premier métatarsien gauche. Il entre à la clinique chirurgicale où M. le professeur Tédenat guérit la plaie gauche, tandis que la plaie droite persiste et creuse.

Cette même année, apparaissent les douleurs fulgurantes dans les membres inférieurs.

En 1896, nouveau séjour à la clinique chirurgicale. M. le professeur agrégé Lapeyre enlève le troisième orteil ; la plaie cicatrise, mais se rouvre vers la fin de 1897.

Les douleurs fulgurantes continuent ; engourdissements et fourmillements dans le domaine du cubital gauche. Quelques douleurs thoraciques. Le sujet commence à avoir des difficultés à monter, et surtout à descendre un escalier.

Ces troubles de la marche s'accentuent ; il perd l'équilibre s'il passe brusquement de la lumière à l'obscurité. Sensation de pied mort. Le pavé n'est plus nettement senti. Le malade urine lentement et mouille parfois son pantalon à la fin de la miction ; ne sent pas passer l'urine dans le canal, parfois la fin de la miction est un peu douloureuse.

Tout cela persiste actuellement, notamment le mal perforant droit avec bords et fond insensibles ; il marche sur sa plaie sans en souffrir, il y a un nouveau durillon, anesthésique et analgésique, à la partie externe du pouce (main gauche).

Le malade ne paraît pas avoir de troubles de la sensibilité. Cependant, quand, les yeux fermés, il est piqué quelque part, il localise mal la piqûre, il porte son doigt en hésitant au-dessus de la région, plane un peu, puis pose son doigt toujours à côté. Il commet ainsi des erreurs de localisation variant de 2 à 6 centimètres.

Réflexes rotuliens abolis. Réflexe plantaire nul. Réflexe du tandon d'Achille aboli. Pupilles inégales et immobiles.

Le sujet ne peut pas se tenir debout les yeux fermés. En marchant, il talonne et jette les jambes. Dans l'obscurité ou les yeux fermés, la marche devient impossible, le sujet perd complètement l'équilibre. L'écriture est très difficile.

Légers mouvements involontaires au repos ; quelques contractions musculaires au repos, n'entraînant pas de déplacement du membre.

Laxité des articulations ; jambes de polichinelle. On peut appliquer tout le long de son tronc son membre inférieur gauche dont les segments sont en extension.

Observation XII

(Thèse de Raskine)

L... J..., quarante-deux ans.

Antécédents héréditaires. — Père mort de vieillesse, soixante-dix-huit ans, mère morte cardiaque.

Antécédents personnels. — Fièvre scarlatine à l'âge de huit ans. Pas de syphilis, au dire du malade. Surmenage.

Depuis cinq ans, dans la main droite, douleurs en éclair dans la sphère du cubital. Hyperesthésie dans la même région. Les mêmes phénomènes à gauche il y a six mois. Fourmillements et douleurs en éclair dans la sphère du trijumeau. Signe de Westphall. Douleurs très aiguës dans le rectum. Troubles sphinctérien.

Signe d'Argyll-Robertson, pas de signe de Romberg. Début d'ataxie des membres inférieurs. Quand on ferme les yeux du malade, on constate que ses deux mains, mais surtout la droite, sont animées de mouvements d'athétose, assez étendus.

Perte du sens articulaire. Conservation relative du sens stéréognostique. Troubles de la sensibilité très nets dans la sphère du trijumeau droit, peu dans le trijumeau gauche, sauf des douleurs fulgurantes.

Autour des zones d anesthésie, hypoesthésie de moins en moins marquée ; certains jours, hyperesthésie dans la sphère primitivement anesthésiée, d'où alternance de zone d'hyperesthésie et d'anesthésie dans la sphère du cubital, surtout à droite.

Les zones d'anesthésie très nettes, égales des deux côtés, occupent toute la zone d'innervatiou du cubital, anesthésie du mamelon.

Pas d'anesthésie aux membres inférieurs.

Quand il ferme les yeux, tandis que la main droite reste immo bile du côté de la main gauche, il y a des mouvements de caractère athétosiforme; ces mouvements sont très nets quand le malade écarte largement les doigts; le pouce se met en adduction, si on ouvre les yeux au malade, ces mouvements existent à un faible degré, le malade ne peut tenir la plume,car il a des mouvements involontaires.

Observation XIII

(PORTA)

A. S..., âgée de trente-cinq ans, couturière à la machine, s'est présentée à la consultation dans le service des maladies nerveuses, le 27 avril 1891.

Son aïeul paternel est mort à l'âge de quarante ans en démence paralytique, sa mère était très impressionnable et probablement hystérique, son père est mort d'une sorte d'apoplexie, une sœur est hystérique, un père s'est suicidé. Dans sa jeunesse, elle était d'une santé délicate et n'a jamais pu se relever complètement de sa faiblesse. Mariée à dix-neuf ans, elle contracte de son mari la syphilis. Elle a fait une cure spécifique insuffisante et eut deux avortements et un accouchement prématuré.

Depuis trois ans environ, elle commence à s'apercevoir d'une sensation extrêmement douloureuse, localisée à la partie interne des cuisses et revenant par accès plus ou moins longs.

Un an plus tard, des douleurs atroces à type lancinant font leur apparition. Au dire de la malade, ces douleurs s'exagèrent d'une manière insupportable à chaque retour des menstrues. Ensuite surviennent des crises laryngées avec accès de toux marqués surtout pendant la nuit. Au bout d'une année, apparaissent les premiers symptômes d'incoordination motrice, s'accentuant au moment où la malade monte ou descend l'escalier aussi bien que dans l'obscurité. Deux mois plus tard, la région innervée par le brachial cutané interne et par le cubital du côté droit est le siège d'une sensation pénible de fourmillements, et en même temps surviennent des troubles moteurs dans tous les doigts de la main, dans laquelle des mouvements continus compliqués se produisaient, et, au dire du mari, ces mouvements ne cessaient pas pendant le sommeil.

Au commencement, ces mouvements pouvaient être dominés par la volonté, et étaient, dans une certaine mesure, sous le contrôle de la vue.

La patiente s'aperçoit en outre que le travail lui est devenu difficile, et peu à peu elle fut réduite à ne travailler que rarement, de temps en temps. Plus tard, la malade éprouvait une paresthésie passagère du membre supérieur gauche et, spécialement, dans le domaine du petit doigt et de l'annulaire. L'examen attentif de la malade a donné les résultats suivants :

La malade est de taille moyenne, la conformation de son squelette est régulière, sa peau est très pâle et présente des plis à la suite de la disparition du tissu adipeux sous-cutané. Les pupilles sont myotiques inégales; la droite plus petite que la gauche; elles ne réagissent pas à la lumière, elles réagissent par contre à l'accommodation. Diminution inégalement concentrique du champ visuel droit et dyschromatopsie pure à droite (ne perçoit pas le rouge, et ne perçoit que confusément le vert).

Au membre supérieure, outre la diminution du sens musculaire, on constate que les doigts de la main gauche sont continuellement animés de mouvements grotesques, involontaires, qui se succèdent d'une manière rythmique et monotone; ces mouvements ne sont pas limités par la flexion et l'extension, ils surpassent l'ampleur normale des mouvements des doigts. Non seulement ils persistent pendant le sommeil, mais en employant une certaine force volontaire. On peut presque les arrêter pour un certain temps. C'est ainsi par exemple qu'ils s'arrêtent, quand on saisit fortement le pouls, ou quand on maintient la main dans la position verticale ; mais à peine la force mécanique est suspendue, que les mouvements recommencent à se produire avec plus de vigueur. Ceux-ci ont leurs paroxysmes, puisqu'à certains moments ils sont plus forts, à certains autres moins forts. Pendant la période de la rémission, le pouvoir de la volonté musculaire est plus efficace que quand les paroxysmes atteignent leur acmé. Le nombre des mouvements qui agitent les doigts est de 25 à 30 à la minute.

La force dynanométrique est égale dans les deux mains. La douleur n'est pas excessive au tronc, ni l'hyperesthésie au niveau de la colonne vertébrale. Les fonctions rectales et vésicales sont indemnes. Au membre inférieur, la nutrition et la sensibilité sont intactes, le sens musculaire est notablement diminué. Abolition complète des réflexes patellaires. Les signes de Romberg et d'Althaus sont très marqués.

Observation XIV

(PORTA)

B... (Rosa), âgée de trente-neuf ans, au point de vue héréditaire ne présente rien qui soit digne d'être noté, et, jusqu'à la fin de sa trente-cinquième année, elle jouissait toujours d'une bonne santé, en dépit de chagrins domestiques très graves.

Elle s'est mariée à l'âge de seize ans ; a eu quatre fils dont trois sont morts de maladie d'enfance, le survivant est parfaitement bien portant.

Depuis l'âge de vingt ans, elle est préposée à la direction d'un établissement de soieries, occupation qui exige une forte tension de l'esprit à cause des grandes responsabilités.

Depuis deux ans, le mari s'est aperçu d'un changement profond et net survenu dans le caractère de Rosa, qui est devenue extrêmement mélancolique. Subitement se déclare une diplopie qui persiste encore actuellement. Pour éviter la gêne, la malade est obligée de garder constamment son œil fermé. Cet état est resté stationnaire jusqu'aux jours derniers, époque à laquelle la malade est devenue sujette à des accès de vomissements revenant quand l'estomac est vide aussi bien que quand il est plein.

En même temps, outre quelques douleurs articulaires légères, surviennent un léger degré d'incoordination dans les mouvements du membre supérieur et une incertitude pendant la déambulation dans l'obscurité, une certaine difficulté de monter et de descendre un escalier.

Dans telles conditions, la malade se présente à la consultation, dans le service des maladies nerveuses de la Polyambulance (de Milan), le 18 avril de l'année courante (1892). L'examen attentif de la malade donne les résultats suivants :

La sensibilité tactile, douloureuse, générale et locale, est encore bien conservée partout, bien qu'elle ne soit pas parfaite. La sensibilité thermique est presque normale. L'ouïe est notablement affaiblie. L'examen des yeux, pratiquée par un spécialiste, ne révèle rien en dehors des papilles myotiques, inégales, complètement insensibles à la stimulation de la lumière, et une paralysie bilatérale des muscles droits internes.

Motilité. — Les mouvements de la masse des membres supérieurs s'accomplissent assez bien ; les mouvements délicats sont difficiles, par suite d'une certaine incoordination. De plus, on constate que la main droite est en proie à des mouvements continus, involontaires, qui se succèdent d'une manière rythmique (mouvements vermiculaires). Ils persistent pendant le sommeil, quoiqu'à un degré moindre; les muscles de flexion et d'extension y participent avec les lombricoïdes ; au dire de la malade, ces mouvements s'accentuent, à certains intervalles, avec une intensité telle qu'elle est obligée, pour les modérer, de saisir fortement la main droite avec la main gauche. Le membre inférieur gauche ne peut être maintenu soulevé du plan du lit et dans l'extension sans que la malade se sente fatiguée, la jambe se met à exécuter des mouvements d'incoordination avec des excursions plus ou moins amples. Le sens musculaire de la position du membre est très altéré au bras, peu à la jambe. Les réflexes tendineux du triceps brachial, du tendon d'Achille et de la rotule sont complètement abolis des deux côtés.

Dans la station debout, quand les yeux sont ouverts, le corps se se trouve en proie à des oscillations très évidentes, mais qui augmentent quand les yeux sont fermés, de telle sorte qu'elles font perdre l'équilibre. La malade est en proie à une mélancolie profonde et la mémoire, retardée, n'est pas toujours fidèle. L'affectivité et le sentiment sont normaux.

Observation XV

(RASKINE)

A... J..., quarante-sept ans, égoutier.

Antécédents héréditaires. — Frère et sœur se portent bien. Sa femme a fait une fausse couche.

Antécédents personnels. — Nie la syphilis, buveur, n'ayant jamais été malade avant 1894. Depuis l'âge de trente-cinq ans, douleurs dans les jambes, pas de diplopie, impuissance génitale depuis huit ans.

Etat actuel. — Tabes caractérisé par : signe de Romberg, signe de Westphal, perte du sens génital, douleurs fulgurantes dans les jambes, inégalité pupillaire (mydriase à gauche), signe d'Argyll-Robertson.

Absence d'incoordination motrice, mémoire intacte. Le malade présente des deux côtés, surtout à gauche, des mouvements lents, athétosiformes, peu prononcés, surtout écartement des doigts et légère flexion, pas d'hyperextension ; le poignet se fléchit lentement sur l'avant-bras, mais le reste du bras est immobile. Perte du sens articulaire, sensibilité tactile des mains intacte. Perte du sens stéréognostique (incomplète à droite, complète à gauche).

Observation XVI

(Curcio)

G. Benedetto, âgé de trente-cinq ans, de Vittorio (province de Syracuse), taillandier, marié, a deux fils vivants et bien portants. N'a jamais eu aucune maladie, sauf un ulcère de nature vénérienne à l'âge de dix-neuf ans et une fièvre paludéenne de courte durée en 1888. Ses parents sont dans de bonnes conditions de santé, et il ne sait préciser s'il existe des précédents névropathiques dans son ascendance et parmi ses parents collatéraux. Il n'a pas abusé d'alcool, ni commis d'excès vénériens.

La maladie débute au mois de mai 1896 par une sensation d'engourdissement dans les deux derniers doigts, après avoir dormi à plusieurs reprises à la campagne, à l'ombre d'un arbre ; ensuite le malade commence à éprouver une certaine difficulté pour descendre les escaliers et, graduellement, font leur apparition les douleurs fulgurantes, les douleurs en ceinture, la débilité sexuelle, de sorte que le patient, effrayé des progrès de sa maladie, après avoir essayé plusieurs méthodes de traitement, se décide à quitter son pays, dans l'espoir de trouver la guérison dans un hôpital.

Examen du malade. — Troubles de la motilité ; perte du sens musculaire soit comme notion de la position des membres, soit comme perception des différences de poids ; signe de Romberg, démarche ataxique ; mouvements athétosiformes des doigts.

Troubles de la sensibilité. — Douleurs fulgurantes dans les membres, douleurs en ceinture. On ne constate pas de zones d'anesthésie douloureuse, ni d'hyperalgésie ; pas de haphalgésie.

Troubles des réflexes. — Les réflexes rotuliens sont abolis et ne reparaissent pas par la méthode de Jendrassik ; les réflexes crémastériens sont également abolis. Rien à noter en ce qui concerne les réflexes cutanés.

Troubles de la vision. — Pupilles inégales et légèrement mydriatiques ; le réflexe à la lumière a disparu, mais le réflexe à l'accommodation persiste (phénomène d'Argyll-Robertson), pas de troubles de la fonction visuelle (diplopie, scotome, dyschromatopsie).

Troubles viscéraux. — Le malade n'éprouve des difficultés que pour uriner. Aucun trouble trophique. Les autres fonctions sont normales.

PHYSIOLOGIE PATHOLOGIQUE

Après avoir relaté les opinions diverses émises par les auteurs compétents pour expliquer l'apparition de ce phénomène singulier au cours de l'ataxie, nous nous permettrons d'exposer ici quelques considérations, résultat de la lecture attentive des observations publiées avant nous et de nos propres observations.

De nombreuses théories ont été proposées pour expliquer la pathogénie des mouvements involontaires dans le tabes. Elles ne constituent pour la plupart que des hypothèses plus ou moins ingénieuses qui ne s'appuient sur aucune autopsie.

Dans les faits de Rosenbach et Collins, les mouvements involontaires au repos constatés chez les tabétiques paraissent avoir leur point de départ dans des lésions cérébrales.

Dans les cas où ces troubles moteurs s'accompagnent de contractures très intenses, de mouvements involontaires au repos brusques, spasmodiques et très exagérés, et surtout d'exagération des réflexes cutanés et tendineux, il est logique d'admettre avec Strümpell, Grasset, Audry, F. Raymond, Dejerine, Prévost, Massalongo, une lésion accessoire des cordons latéraux, localisée dans le faisceau moteur.

Ces derniers cas de tabes ont été désignés par MM. Grasset, Massalongo, Strümpell, sous le nom de tabes combiné.

M. le professeur Grasset, dans ses *Leçons cliniques*, de 1892, tome II, dit : « En 1886, j'ai étudié cette question en m'appuyant sur trente-six observations, dont trois cliniques personnelles, et trente-trois avec autopsie puisées dans les auteurs. Je me suis efforcé, dans cette étude, d'établir l'existence et l'individualité de cette forme spéciale de tabes, tant au point de vue clinique qu'anatomique. Depuis lors, ce sujet est devenu l'objet de nouveaux travaux, parmi lesquels deux sortis de notre Faculté, les thèses de Tarbouriech et de Guibert.

» On ne peut s'empêcher de reconnaître, d'après l'ensemble de matériaux que la science possède maintenant sur ce sujet, que le tabes combiné est une individualité clinique, caractérisé symptomatiquement par l'association des troubles fonctionnels de l'ataxie locomotrice avec ceux du tabes spasmodique, et anatomiquement par la réunion de la sclérose postérieure systématisé, et de la sclérose latérale diffuse. En 1886, je regardais ces cas comme des exemples de myélite mixte, et je concluais en disant que ce syndrome clinique méritait de figurer à part parmi les maladies de la moelle. »

F. Raymond (1) dit: « Notre observation, à ce point de vue, se rapproche de celle de Prévost (2). Chez son malade, en effet, il y avait des mouvements réflexes très prononcés, ayant une grande analogie avec ceux de la trépidation spinale. M. Debove, dans son travail, s'est demandé dans quelle mesure la lésion des cordons latéraux modifiait certains des symptômes de l'ataxie locomotrice, en particulier ceux fournis par l'étude des réflexes, disparus, comme on le sait, dans cette affection Westphall a avancé que, dans ces cas, il ne survenait ni rigidité musculaire, ni contracture. M. Debove fait observer avec raison, suivant nous, que Westphall s'est trouvé en présence de sclérose peu étendues. Rapportant les

(1) F. Raymond, *Archives de Physiologie*, 2me série, 10, 1882.

(2) Prévost, *Archives de Physiologie*, 2me série, 4, 1887.

cas de MM. Buzzard et Ballet, etc., il conclut à la possibilité de l'apparition chez l'ataxique de contracture, alors que la sclérose des cordons latéraux vient compliquer la maladie, et nous ajoutons, en nous basant sur notre observation, sur celle de Prévost, etc., les réflexes cutanés et tendineux, d'ordinaire disparus, peuvent apparaître de nouveau et même être considérablement exagérés. »

Une maladie systématisée de la moelle peut s'accompagner, à titre de complication passagère ou permanente, d'une irritation d'un faisceau moteur, de là des mouvements involontaires au repos dans le tabes (Dejerine). Telle est aussi probablement la pathogénie de quelques mouvements involontaires au repos signalés dans la maladie de Friedreich (Chauffard), l'ataxie héréditaire (Œttinger), la paralysie spinale infantile (Massalongo), les syreugomyélie (Marinesco).

D'autres auteurs expliquent les mouvements involontaires au repos dans le tabes par une irritation indirecte ou réflexe portant sur les éléments moteurs spinaux, sur la portion médullaire du faisceau pyramidal.

Cependant, lorsque ces mouvements involontaires au repos ne s'accompagnent ni d'exagération des réflexes, ni de contractures, comme dans l'observation personnelle et quatorze puisées dans les auteurs ; lorsque ces mouvements involontaires au repos diminuent rapidement, ou disparaissent momentanément sans être suivis d'atrophie musculaire, ils ne peuvent être guère rattachés à une irritation soit directe, soit réflexe de ce faisceau moteur spinal. Il est alors plus rationnel d'invoquer les interprétations émises par Stern, Grasset, Marie, Hirschberg, Raskine, surtout si ces mouvements involontaires au repos du tabes coexistent avec de l'incoordination motrice, avec la perte plus ou moins complète de la sensibilité musculo-articulaire, de la notion de position dans l'espace, du sens stéréognostique.

Ces dernières théories ont un point de contact commun :

elles considèrent, en effet, ces mouvements involontaires au repos comme un symptôme du tabes dorsalis, une conséquence de l'ataxie musculaire, un trouble du sens de l'équilibre.

Déjà Stern, en 1886, regardait ces mouvements spontanés comme un trouble de l'incoordination motrice par excellence. D'après Hirschberg, ils ne sont qu'une manifestation particulière de l'ataxie motrice. Selon M. Grasset, il s'agit d'une ataxie statique ou du tonus musculaire, de troubles portant sur le centre médullaire, de coordination des mouvements volontaires.

Physiopathologiquement, l'ataxie du tonus, selon M. Grasset, fait partie de la grande classe des chorées, c'est l'astasie parakinétique avec lésion organique dans l'espèce, lésion des cordons postérieurs de la moelle.

Avant de terminer ce modeste travail, nous pensons qu'il ne sera pas inutile de dire quelques mots sur le traitement de ces mouvements involontaires au repos chez les tabétiques.

L'ataxie du tonus faisant partie de la grande classe des chorées, nous ajoutons au point de vue de traitement des mouvements involontaires au repos dans le tabes : « De même dans la chorée, à l'hôpital des Enfants malades, dès l'année 1854, de nombreuses guérisons ont été obtenues dans des cas de chorées anormales ou rebelles par M. Laimé, qui était attaché au service du professeur Blache, comme professeur de gymnastique médicale. »

Les exercices passifs ont déjà une action remarquable (Blache). « Au début, la volonté du patient n'intervient pas dans le mouvement, ou même le contraire; puis, peu à peu, on sent que les muscles utiles prennent l'habitude de s'y associer, par une tentative que l'opérateur constate aisément. »

Plus tard, quand il y a déjà un certain degré d'amélioration, on passe aux mouvements actifs exécutés en mesure (Grasset, *Les maladies de l'orientation et de l'équilibre*).

CONCLUSIONS

1° En dehors des mouvements volontaires d'incoordination, il existe dans le tabes dorsalis des mouvements involontaires au repos.

2° Ces mouvements involontaires au repos doivent être distingués des mouvements associés et des mouvements passifs.

3° Les mouvements involontaires au repos en particulier se distinguent par leur spontanéité, irrégularité et lenteur.

4° Ces mouvements se produisent sous forme de flexion, d'extension, d'abduction et d'adduction, et sont extrêmement variables.

5° Leurs sièges habituels sont les doigts, les orteils, les mains, les pieds, très rarement les bras et les jambes.

6° Ils sont tantôt unilatéraux, tantôt bilatéraux.

Exceptionnellement ils peuvent atteindre les quatre membres à la fois.

7° Bien qu'involontaires, ces mouvements sont exaspérés dans une certaine mesure par l'excitation, à la suite d'émotion, d'impatience, par les efforts, et diminuent, au contraire, sous l'influence de la volonté, de la distraction, de l'appui sur un plan résistant, du contrôle de la vue.

8. Faute d'autopsie, on est réduit, pour expliquer le mécanisme de la production de ces mouvements, à se contenter d'hypothèses.

9° Nous pensons, pour notre part, que, parmi les causes provoquant et déterminant la production de ces mouvements involontaires au repos, l'ataxie du tonus joue le rôle principal.

BIBLIOGRAPHIE

AUDRY (S.). — Des mouvements choréiformes et de l'athétose chez les ataxiques (Revue de méd., 1887).

— L'athétose double et les chorées chroniques de l'enfance (Paris 1892, p. 403).

BABINSKI et CHARRIN. — Progrès médical, 20 fév. 1886.

BERGER. — Real-Encyclopädie der gesammten Heilkunde, 1880.

BOLKO STERN. — Archiv. f. Psychiatrie, t. XVII, p. 514, 1886.

BOURDICAULT. — Thèse de Paris, 1899.

BOINET. — Revue Neurologique, IX, 15 juin 1901.

COLLINS (J.). — Un cas de tabes associé à une athétose posthémiplégique et à une iridoplégie unilatérale réflexe (Journal of nerv. and ment. diseases (New-York 1895, XXII, 294-304).

CHARCOT et BOUCHARD. — Traité de médecine, p. 380, 1894.

CHAUFFARD (A.). — Maladie de Friedreich avec attitude athétoïde (Semaine Méd. 1893, n° 52, p. 409).

CURCIO (E.). — Tabes avec athétose double, traitement de l'incoordination motrice du tabes par la rééducation des muscles, méthode de Fraenkel (Ann. de méd. nav. Roma. 1898, IV, 274-289).

CRUVEILHIER. — Anatomie path., XXII° livre.

DRUMOND. — British med. Journ. 1883.

EULENBOURG. — Ziemssen's Handbuch, 1877.

GASNE. — Sens stéréognostique et centre d'association (Nouv. Iconog. de la Salpêtrière, t. XI, 1898, p. 46-56).

GOLDSTEIN. — Ueber Athetose, Berlin 1878.

GRASSET. — Étude sur le tabes combiné (Archiv. de Neur. 1886).

— Des mouvements involontaires au repos chez les tabétiques, ataxie du tonus (Nouv. Mont. Méd. 1892).

GRASSET. — De l'athétose (Mont. Méd. 1877, p. 161.

— Les maladies de l'orientation et de l'équilibre, 1901.

HIRSCHBERG (R.). — Des mouvements involontaires spontanés chez les tabétiques (Revue de Neur. Paris 1897, V, p. 662-667).

LAQUER. — Sur les mouvements athétosiques dans le tabes (Neurol. Cent. 1890, IX, p. 380-381).

LEYDEN. — Traité des maladies de la moelle.

— Traduction française de Richard et Viry, p. 603, 684, 687).

LONG. — (Thèse de Paris, 1897).

MARIE (P.). — Leçons sur la maladie de la moelle, 1892, p. 172.

MASSALONGO. — Contribution à la pathologie des scléroses postéro-latérales de la moelle épinière (La medecina contemporanea, 1886).

— Mouvements athétosiques dans les affections spinales (Gaz. degli Osped., n° 42, 1870).

MICHAÏLOWSKI (D.-J.). — Etude clinique sur l'athétose double (Thèse de Paris, 1892).

OPPENHEIM. — Berliner Klin. Wochenschrift, 1889, p. 965.

ŒTTINGER. — Un cas d'ataxie héréditaire avec mouvements choréiformes athétoïdes généralisés, bi-latéraux (Philad. Med. J. 1900, V, p. 1380-1383).

OULMONT (P.). — Etude clinique sur l'athétose (Thèse de Paris 1878).

PORTA (C.). — Deux cas de tabes dorsalis, compliqué de mouvements athétosiques de la main droite (Bolletino dello Poliambulanza, Milan, 1892).

RASKINE. — Sur les mouvements athétosiques dans le tabes dorsalis (Thèse Paris 1900, n° 70).

RAYMOND (F.). — Maladies du système nerveux, 1894, p. 75-76.

ROSENBACH (O.). — (Archiv. f. Pathol. Anat. und Physiologie und f. Klin. Med., t. LXVIII, 1876, p. 85-101).

ROSSOLIMO. — Contribution à la pathogénie de l'amyotaxie (Revue Neurologique 1893, p. 586).

SAILER (Joseph). — Contribution à l'étude du sens stéréognostique (Journal of nervous and mental diseases. 1899, 3, XXVI, p. 161).

SHAPTER. — Sur l'athétose fonctionnelle et l'incoordination des mouvements (Brain, Londres 1880-81, III, p. 402-407).

STINZING. — Cent. für Nervenkrankheiten 1886.

STRÜMPELL. — (Archiv. f. Psych. XI, 1881).

— Traité de path. spécial.

TROUSSEAU. — Clinique médicale de l'Hôtel-Dieu de Paris, t. 11, p. 614-615 (8 éd.).

VRATCH. — 1893, p. 674 (C. R. de la Soc. de Neuropath. et de Psych. à l'Univ. de Moscou.

WESTPHALL. — (Arch. f. Psych. VIII, 1877, IX, 1879).

WISZWIANSKI. — Thèse de Wurzburg 1889.

www.ingramcontent.com/pod-product-compliance
Lightning Source LLC
Chambersburg PA
CBHW071306200326
41521CB00009B/1925

* 9 7 8 2 0 1 3 7 6 2 5 8 8 *